U0332677

宋华／著

第一次做孕妈咪

要做妈妈啦！

青岛出版社
QINGDAO PUBLISHING HOUSE

图书在版编目（CIP）数据

第一次做孕妈咪 / 宋华著. –– 青岛 : 青岛出版社, 2015.8
ISBN 978-7-5552-2931-5

Ⅰ.①第… Ⅱ.①宋… Ⅲ.①妊娠期—妇幼保健—基本知识 Ⅳ.①R715.3

中国版本图书馆CIP数据核字（2015）第195101号

书　　名	第一次做孕妈咪
著　　者	宋　华
出版发行	青岛出版社
社　　址	青岛市海尔路182号（266061）
本社网址	http：//www.qdpub.com
邮购电话	13335059110　0532-68068026
责任编辑	尹红侠　赵慧慧
封面设计	祝玉华
制　　版	青岛乐喜力科技发展有限公司
印　　刷	青岛乐喜力科技发展有限公司
出版日期	2016年3月第1版　2017年3月第1版第2次印刷
开　　本	16开（710mm×1010mm）
印　　张	12.5
字　　数	200千
印　　数	7001-11000
书　　号	ISBN 978-7-5552-2931-5
定　　价	35.00元

编校印装质量、盗版监督服务电话：4006532017　0532-68068638

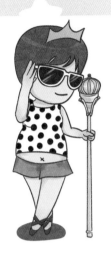

内容简介

我一直以为自己还是一个小女孩，喜欢撒娇，喜欢依赖，不懂得持家，也不懂得照顾自己，直到决定怀孕的那一刻，我的人生进入了另一个阶段，只是一夜的时间，我似乎长大了。

第一次当孕妇，喜悦、紧张、恐惧、焦虑、幸福……各种情绪纷至沓来，这对天下所有第一次当孕妇的女人而言，就是一场奇遇，一场饱含着辛苦与幸福的奇遇。

为了让每一位准妈妈都能拥有一个顺利的怀孕历程，我将从备孕到分娩的过程写了下来，不管是正在怀孕的，还是准备怀孕的姐妹们，你们会发现其实怀孕并没有我们想象中那么难。

作者简介

宋华，新锐两性关系学专家。专注于女性成长、婚恋、两性关系的研究。曾参与策划、编辑《爱情炼金术》《女人零伤害秘笈》《心灵解毒》《幸福女人修炼术》等作品。《第一次做孕妈咪》是作者本人正处孕期之时，以一个亲历者的身份，真实记录了一个孕妇从怀孕到分娩的全部过程。

苏小妹（苏眉）——也就是我，家中排行最小，又有点文采，故昵称苏小妹。性格开朗活泼，有些可爱，有些马大哈，老公宠爱，父母疼爱，27岁仍以为自己是18岁。孕育宝宝的这段时间是我学着当妈妈的过程，也是成长的过程。

程家乐——我老公，说他木讷，他也会搞怪；说他不善言辞，他也会常常把我气得半死。得知自己当了爸爸后，他一边努力挣奶粉钱，一边照顾被他封为"皇太后"的我。

老妈——史上无敌最可爱最潮的老妈，麻将桌上的无敌手，唯一的老大就是女儿我，事事对我百依百顺，唯独在怀孕这件事情上总是与我作对。

老爸——厨艺精湛，人人都说严父慈母，而在我们家偏偏是慈母又慈父。我常常觉得很遗憾，因为这个世界上最爱我的男人娶了我妈。

婆婆——性格和我有点像，我怀孕后，与我相处的时间更多了，我们之间偶尔也会发生一些小矛盾。她唯一不好的一点就是喜欢男孩，但最后在我的思想引导下，终于明白生男生女一样好。

小乔——大名乔晴贝，是我的闺蜜，从小到大，相伴着长大，就连怀孕的事情都赶在一起，只是她比我早怀孕两个月。

公公——十分沉默寡言，真正的严父，真正的一家之主。

小乔老公——姜鹏，有才又有财，也是典型的花花公子。

仙贝——萨摩耶犬，我养了两年的宠物，最大的优点是懂事听话，最大的缺点是总仗"势"欺人和狗。

目录

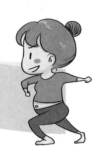

PART 2　怀孕第一个月——
怎么看都不像孕妇，但确是孕妇

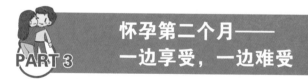

PART 3　怀孕第二个月——
一边享受，一边难受

怀孕第三个月——
终于进入了妈妈的角色

PART 4

PART 5

怀孕第四个月——第一次不担心小腹变大

PART 6

怀孕第五个月——肚子里养了一条小鱼

PART 7 怀孕第六个月—— 多么甜蜜的负担

PART 8 怀孕第七个月——越来越有孕味，幸福感与日俱增

PART 9 怀孕第八个月——女王般的日子不好过

PART 10 怀孕第九个月——
快了快了，再坚持一下

PART 11 怀孕第十个月——
宝贝，我们终于见面了

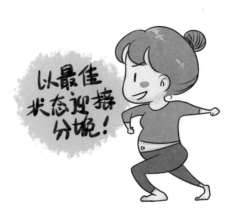

PART 1

孕前准备——
不打无准备之仗

备孕是优生优育的关键，想要孕育一个健康聪明活泼的宝宝，准爸妈们一定要重视孕前检查，注意饮食营养均衡，养成健康的作息习惯，保持轻松愉快的心情，顺其自然，让孕事成为运势！

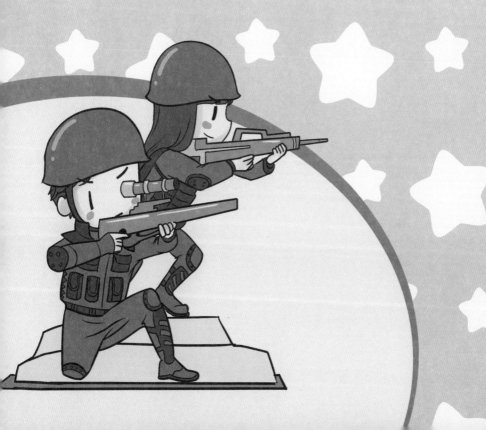

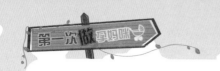

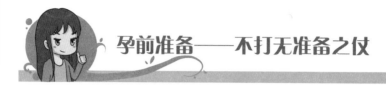

孕前准备——不打无准备之仗

⚙ 别错过了怀孕的好时机

在一个阳光明媚的午后，我穿着波西米亚大长裙，风姿摇曳地走在海边。忽然，一阵狂风吹来，卷起约一丈高的浪花，一只超大的海龟游到我面前，说要带我去龙宫寻宝，我正高兴地说："好啊好啊。"忽然一阵刺耳的门铃声响起……

"谁啊，这么不识相，大周末这么早就来按门铃。"我不情愿地睁开眼睛嘟囔着，看着仙贝站在床边摇着尾巴，似乎在提醒我有人敲门了。老公在旁边睡得像头死猪一样，一动也不动。我极不情愿地爬起来将门打开，来者是我的闺蜜小乔。

"你们可真够懒的，这都几点了还不起床，不起床就算了，还关机，害得我要专门跑一趟。"小乔一边抱怨着，一边熟练地换上拖鞋，坐到我家沙发上。

"我关机就是为了防止你这种人骚扰我们。"我也毫不客气地还击道。

"谁骚扰你了？我是有正事的，要向你隆重宣布一个好消息！小妹，我怀孕了，提升你当我孩子的干妈！"小乔一脸得意地向我宣布消息。

这个消息来得有些突然，之前小乔还宣称自己是枚"铁丁"，没想到她居然比我先怀孕了。"真的吗？真的吗？太好了，亲爱的，你太棒了，我要当干妈了。哈哈……"正当我们忘乎所以地大笑时，睡觉的老公终于睡不下去了，穿着睡衣走出来，坐在我身边，毫不客气地掠夺了半个沙发。

"恭喜呀小乔，升级当妈妈了。"老公笑容可掬地说，然后话音一转，对着我说，"当个干妈，又不是亲妈，看把你美的！""你家老程想要孩子了吧，你也赶快生一个吧，现在这个年龄，正是生孩子的好时候，说不定咱们还能成为亲家呢。"小乔打趣道。

事态转变得太快了，上一秒还在讨论当干妈，下一秒就在讨论当亲妈了。结婚两年来，我们一直采取避孕措施，就是因为我还没有做好当妈妈的准备。送走了小乔，我到洗漱间洗漱，老公不知什么时候站在洗漱间门外，试探着问我："老婆，要不咱们也生一个吧，当干妈不如当亲妈。"

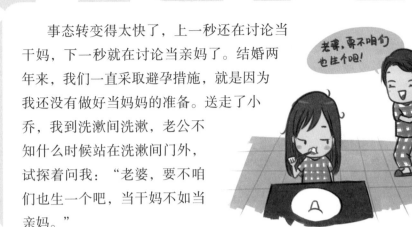

"嗯，我考虑一下。你可以走开了，不要站在这里影响我刷牙的心情。"想到刚才他对我泼冷水，我的气就不打一处来，用语言攻击他一下，算是对他的惩罚吧。

姐妹淘心语——最佳生育年龄和理想受孕时间

对于女人的最佳生育年龄，一部分人存在着认识误区，有人认为越年轻生孩子越好，还有人认为三四十岁再生孩子也不晚，甚至有人直接选择做丁克一族。医学研究表明，如果孕妇生育年龄太小，比如：20岁或者不到20岁，容易出现妊娠期高血压疾病、早产等，也可能因为骨盆发育不完全而导致难产；产妇生育年龄过大，特别是超过35岁，卵细胞发生畸变的可能性增加，导致胎儿畸形的发生率也会增加。

医学研究证明，女人最佳的受孕年龄一般为24～30岁，而男性是27～35岁。因为在此年龄段的男女双方精力比较充沛，精子和卵子的质量比较好，有利于优生优育。

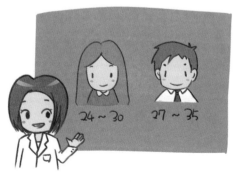

另外，5～7月是受孕的理想时间，此时怀孕，到来年的3～5月生育，新生儿护理相对比较容易。而对于孕妇来说，怀孕早期正值春夏交替，各种水果、蔬菜比较充足，有利于孕育宝宝。

母亲们是天生的哲学家。
——斯托夫人

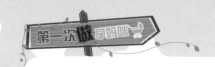

检查，还是不检查？

晚上，我躺在床上，想着有关怀孕的事情，怀孕毕竟是要造一个人出来，不像养只小猫小狗那样随便，孩子生出来后，父母是要负责任的，万一生出来的孩子，发育不健全怎么办？而且我患有妇科炎症，因为工作原因一直拖着没有去治疗，这会不会影响怀孕？

现在很多人都会去做产前检查，我们是否也应该去检查一下？如果检查了，身体什么毛病都没有，那岂不是白白浪费了"银子"？如果身体有毛病暂时不能怀孕，这会打击我们怀孕的积极性。怎么办好呢？

第二天中午吃饭时间，同事们三五成群地出去溜达了，我依旧坐在办公室里，仔细翻看着上午搜集到的资料，最后确定做一个孕前检查是很有必要的。不管老公愿意不愿意，我就是拖也要把他拖到医院去。

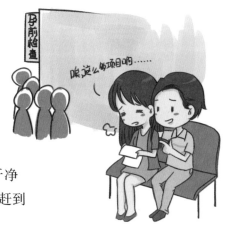

果然老公拗不过我，在我月经干净后的第一天，我们一大早便空着肚子赶到了医院，开始了一项一项的检查。

女性孕前主要检查内容

❶ 血常规检查：通过这项检查可以知道自己是否贫血；凝血机能是否良好；是否是地中海贫血基因携带者。对于很多疾病，检查可以做到早期发现，及时治疗，防止将一些遗传疾病传给下一代。可以说这是一项花费少，但结果很重要的检查。

❷ 梅毒血清检查及艾滋病病毒检测：患有梅毒的孕妇可通过胎盘传染给胎儿，引起胎儿宫内感染，可导致流产、早产、死胎或分娩先天梅毒儿。孕妇感染艾滋病，能通过胎盘传染给胎儿，或分娩时经产道及出生后经母乳喂养感染新生儿。

❸ 风疹抗体检查：没有抗体的女性最好还是先去接受风疹疫苗注射，否则怀孕时得风疹会造成胎儿先天性残疾。值得注意的是，疫苗接种后三个月内不能怀孕，因此要做好避孕措施。

❹ 乙型肝炎检查：我国是乙型肝炎高发地区，在孕前了解一下自己是否为乙型肝炎病毒携带者总是比较安心，如果既不是携带者，也没有抗体，可以先接受乙型肝炎疫苗预防注射，毕竟预防胜于治疗。

❺ 白带常规检查：这个简单的检查，可以让准妈妈在怀孕时更安心，健康的子宫才能孕育出健康的胎儿。

除了一些常规的孕前检查以外，医生还会根据女性不同的身体状况进行一些详细的检查，包括以下几项：

❶ 尿常规检查：怀孕会加重肾脏的负担，并增加患妊娠期高血压疾病的风险，而且病情会随着孕期的继续而加重，容易引起流产、早产、胎儿宫内发育受限等。尿常规检查有助于泌尿系统疾病的早期诊断，能够发现是否有泌尿系感染等问题。

❷ 妇科B超检查：有助于了解子宫、卵巢、输卵管的形态是否正常，是否有子宫畸形、子宫肌瘤及子宫腺肌症，卵巢内是否有囊肿等，然后视具体情况决定是否需要在怀孕之前进行治疗。

❸ 优生四项检查：优生四项检查用于检测弓形虫、风疹病毒、巨细胞病毒、单纯疱疹病毒等四项病原体。家中养过猫狗等宠物或与动物有过接触，在近期吃过半熟的食物或生肉、生鱼和生菜，近期接触过风疹病人，或皮肤出现过红斑、皮疹，或曾有输血、进行器官移植的经历等，可以在咨询医生后进行此项检查。这些特殊的病原体有可能引起胎儿宫内感染，同时也是造成新生儿出生缺陷的重要原因之一。

❹ 染色体检测：这项检查主要是针对有过反复流产史、胎儿畸形史，自己或丈夫有遗传病家族史的姐妹们。通过染色体检测能及早发现遗传疾病，能诊断本人是否有影响生育的染色体异常或性染色体异常，以便采取积极有效的干预措施。

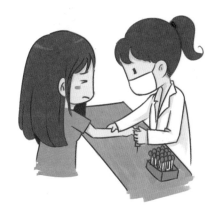

❺ 性激素六项检查：如果有月经不调、不孕或流产的历史，姐妹们应做此项检查，以便获得相应的备孕指导。

母亲是伞，是豆荚，我们是伞下的孩子，是荚里的豆子。——席慕蓉

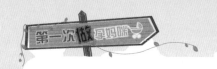
男性孕前主要检查内容

❶ 精液检查：通过此项检查能够了解精子活力，是否少精或弱精，了解精子畸形率和死亡率，判断是否有前列腺炎等。医生会根据检查结果，提出相应的建议，决定是否采用辅助生殖技术。

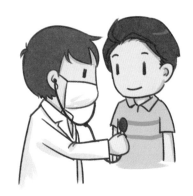

❷ 泌尿生殖系统检查：这项检查必不可少，因为男性泌尿生殖系统的疾病对下一代的健康影响极大。

折腾了几个小时，却要等到几天后才能拿到检查结果，我心里又失落又着急，期盼着检查结果赶快出来，这样就可以顺利实施我们的"造人计划"了。

💜 姐妹淘心语——孕前检查很必要哦！

很多人认为自己每年都做体检，孕前检查没有必要。其实，普通体检并不能代替孕前检查，尤其是在婚检实现率比较低的今天，孕前检查则更像是一个安全补丁，发挥着必不可少的作用。

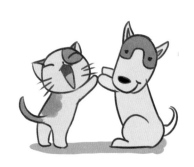

在孕前检查中，医生会询问夫妻双方有无遗传疾病家族史，是否患有先天性疾病，女方有无流产经历等。夫妻双方中任何一方患有心脏病、肝炎、肾病、高血压、甲亢、糖尿病或性传播疾病等，都要慎重考虑妊娠时机，严格遵守妊娠注意事项。如果育龄期女性有上述疾病，必须在医生的指导下怀孕，病情严重者需痊愈后才可考虑妊娠。

还有，现在不少家庭中养有猫、狗等宠物，很多姐妹们因为怀孕了，而不得不将宠物送人，不仅自己会因此伤心难过，宠物们也会因与主人分离而伤心。但是为了下一代的健康，孕妈咪最好不要和宠物亲密接触。

如何避免宠物感染弓形虫?

首先，带宠物去打疫苗和体检，就可以知道它们是否携带弓形虫。

其次，不要把宠物散养在野外，以免吃到感染弓形虫的老鼠或鸟类，或者吃到被猫粪污染的食物。

再次，不要让宠物在外面捕食，不喂生肉，要喂熟食和成品宠物粮食，不把宠物的食具和其他东西放在一起。

最后，宠物的便便和食盘应该每天最少清理一次，清理时最好戴上橡胶手套，清理完成后要认真洗手。

做到以上这些，宠物感染弓形虫的可能性就比较小了。

◎ 你负责养"蝌蚪"，我负责养"池塘"

三天后，医院打来电话，让我们去取检查结果。一下班，我就拽着老公冲到了医院，检查结果显示我们一切指标合格。得知可以放心回家生宝宝啦，我一颗悬着的心终于落下了。

在回家的路上，我看了看老公的体检单，发现上面有一项精子检查，便好奇地问这一项是怎么检查的。老公说："就是检查精子呗。"说完一把抢过体检单，无论我问什么，他都装作听不见，这家伙装聋作哑的功夫大有长进哇!

虽说是孕前检查各项指标都合格，但是医生嘱咐说："如果想要优生优育，就一定要从现在开始养成良好的生活习惯，注意身体保健。"然后医生发给我一盒叶酸片，要我每天吃一颗。

说起生活习惯，自从结婚以后，脱离了双方父母的"管制"，我和老公就过起了"无拘无束"的生活。上班的日子就不用说了，忙起来要人命，不忙的时候也算是比较清闲。在不上班的日子里，我们经常晚上玩到很晚才睡觉，早晨日上三竿才起床。有时候也会去参加朋友的聚会，通常都是在酒吧喝得微醉后，再到练歌房唱歌到半夜。每次周一早晨起床后，都感觉比上一个月班还累，不过我们都还年轻，稍微休息一上午，就又像打了鸡血一样有了精神。

从母亲那里，我得到的是幸福和讲故事的快乐。
——歌德

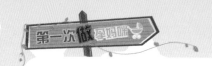

还有我的老公，唯一的爱好就是打网络游戏，闲着没事的时候，他能在电脑旁边坐一整天，完全视我为"空气"。一方面我因他冷落我而生气，另一方面我又担心他整天对着电脑有辐射，而且长时间坐着不活动对身体也不好。最初，我为此和他吵过闹过，每次他都信誓旦旦地说一定改正，等我气消了，他又一切如故。时间长了，我意识到这已经是不可改变的事实，索性便不再去管他。

可是现在我们要准备生小宝宝，是不是这样的生活就要结束了？想到了这里，我不禁有些郁闷，这才刚推翻了父母的"统治"，享受到"解放"的乐趣，现在要为了孩子再次过起"乖宝宝"的生活吗？

老公见我前一秒还喜上眉梢的，后一秒就表情凝重了，还以为我生气啦，连忙嬉皮笑脸地问我怎么了。我叹了口气，说出了自己的忧虑，老公听后，沉默了一会儿，

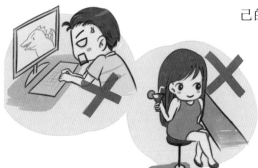

说："亲爱的，为了我们的小宝宝，我们就忍耐一下吧！我向你保证，我一定会改掉不好的生活习惯。"

看到老公如此认真，我顿时也充满了能量，不就是"乖宝宝"的生活吗？姐姐我又不是没过过，怕什么！

♥姐妹淘心语——备孕三个月做些啥？

补充叶酸

准备怀孕的姐妹们，在怀孕前三个月补充叶酸十分重要。因为对于孕妈妈而言，叶酸是一种重要的维生素，如果孕妈妈缺乏叶酸，则会出现巨幼红细胞性贫血。孕早期缺乏叶酸，会影响胎儿大脑和神经系统的正常发育，严重时导致无脑儿和脊柱裂等畸形。

孕妈妈在备孕期间服用叶酸，能够预防胎儿神经管畸形。但叶酸不宜多吃，每天服用0.4毫克叶酸即可，平日里可多吃一些富含叶酸的食物，如芦笋、梨、香蕉、豆类、西蓝花、蛋黄、肝、菠菜、草莓、酸奶等。如果备孕爸爸也能够适当补充一些叶酸，则可以提高精子的质量。

远离烟酒

除了补充叶酸以外，准备生宝宝的夫妻，不管是男性还是女性，都要远离烟酒，至少要戒烟、戒酒 3 个月。如果孕妈妈吸烟，则会导致胎儿缺氧、流产、早产、死胎和新生儿死亡等。酗酒后怀孕则可能导致胎儿宫内发育迟缓、智力障碍，以及前额突出、眼裂小、塌鼻、鼻孔朝天、扇风耳等面部器官畸形。因此，为了下一代的健康，要合理搭配饮食，做到营养全面均衡，保持夫妻双方的身体健康。那些刺激性的食物，如浓茶、浓咖啡和辛辣的食物都要少吃，最好不吃，不喝或是少喝咖啡、可乐等含有咖啡因的饮料。

健康作息

同时，还要调整作息时间，坚持运动，保持良好的心情，工作中避免承担较大的压力，减少与有电磁辐射的电器的接触时间，如电脑、手机、冰箱、微波炉、电视机等。如果必须要长时间接触这些东西，一定要穿上防辐射服。备孕期间，也要远离杀虫剂等有强烈气味的化学用品，更要避免在新装修的场所出入。

不滥用药物

备孕期间，姐妹们还要避免滥用药物，特别是抗生素、激素等药物。

不洗桑拿

男性在备孕前三个月，不要洗桑拿浴，因为高温会"杀死"精子哦。

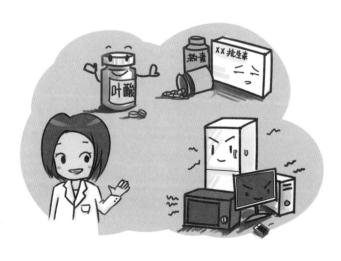

一位好母亲抵得上一百个教师。——乔治·赫伯特

23

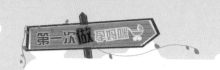

❀ 今天是我的排卵日，你必须回来

老公说到做到，整整一个月的时间，都没有再玩网络游戏。为了增强体质，他还办了一张健身卡，周末休息时，就到健身房疯狂锻炼。最初几天，老公每次回来都累得爬不起来，第二天就腰酸背痛腿抽筋的。后来适应了这种身体锻炼，隔几天不去出点汗，他还觉得浑身不舒服。

一天洗完澡，老公兴冲冲地跑到我面前，让我摸着他的肚皮，说："老婆，老婆，你看我都有腹肌了。"我反复摸了几遍，也没摸到什么腹肌。

"你那是幻觉。"我不屑地回答他。

"你的手有问题，我刚才洗澡的时候明明都看到了。"老公见自己没有得到认可，十分不满。

为了安抚他"受伤"的情绪，我表扬了他最近这段时间的表现。男人果然是最经不住甜言蜜语的"动物"，我才夸了两句，他就高兴得像个孩子似的，当晚在床上的表现也格外卖力。

原本以为生孩子是件挺简单的事情，想要孩子的时候就能怀孕。可是这都两三个月过去了，我的"大姨妈"还是准时来报到。小乔怎么说怀孕就怀孕了呢？小乔知道我的疑问后，反问我："你算排卵期了吗？"

"这个还用算吗？月经过去十多天就是啊。"我满不在乎地回答。因为我和老公的夫妻生活比较和谐，心想怎么着也能碰上排卵那一天。

"当然要算了。你如果不着急要孩子，当然可以去碰日子。现在你着急要孩子，当然要赶在怀孕概率最高的那天呀。"小乔一副恨铁不成钢的样子。"当时我就是天天掰着手指头算的，一到排卵那一天，不管我老公人在哪，在干吗，他都得立马回来，就这样还是两个月以后才怀上孩子的。"

"啊，这么麻烦呀！本来夫妻之间的事情讲究的是情趣，这样一来搞得自己跟生育工具似的。"

"那你想不想要孩子，想要，就别什么情趣不情趣了。"小乔撂下这么一句话，就回自己家了。

老公因公司这周末组织员工去顺义活动，不能回来了。我一个人百般无聊地待在家里，又懒得做饭，干脆回到老妈家蹭饭吃。

到了老妈家，只见老爸一个人正在厨房做饭，我猜老妈一定又去打麻将了。

见到我来了，老爸立刻拿出了冰箱里的鸡和鱼，准备给我做大餐。我一边在厨房帮忙，一边跟老爸聊天，得知我们准备要孩子了，他老人家笑得眼睛都找不到了。老爸说他盼着抱外孙盼了好久，还说今年出生的孩子属龙，是个好属相。

老爸的话让我哭笑不得，现在已经是 21 世纪了，孩子好不好的，跟属相有什么关系。不过老爸的话倒是给我提了个醒，让我想起了小乔的话。于是我连忙拿来家里的日历，开始掐算自己的排卵日，结果恰巧是今天。我也顾不上在老妈家吃饭，连忙穿上衣服往自己家跑。

一到家就打电话给老公："程家乐，你还想不想要孩子了？"

老公被我的问题问得丈二和尚摸不着头脑，讪讪地回答："要啊，怎么啦？"

"那你现在就回来，现在，马上，要不过了这村就没这店了。"我着急地在电话里嚷嚷着。

"可是……可是我现在正跟同事烤肉呢……"老公很为难。

"是烤肉重要，还是传宗接代的大事重要？今天是我的排卵日，百分百怀孕，你爱回不回！"说完，我就挂断了电话。心里咒骂着程家乐，竟然把我和孩子与烤肉相提并论，难道我们娘俩还比不过烤肉吗？

我越想越气，好不容易迷迷糊糊快睡着时，忽然听见防盗门响了，仙贝"汪"了一声，便不再吭声。一会儿一个人影蹑手蹑脚地走了进来，我还以为是贼，正犹豫该怎么办，就听见老公一边抽着鼻涕，一边说："老婆，我回来了。"

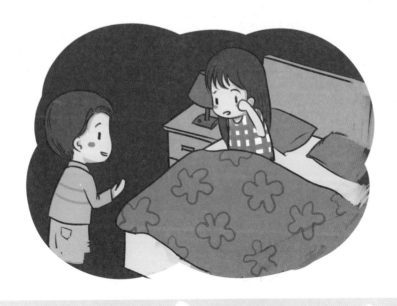

母爱是一种巨大的火焰。——罗曼·罗兰

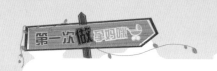

💗 姐妹淘心语——如何计算排卵期？

其实算排卵期很简单。排卵期一般在下次月经来潮前的 14 天左右。也就是说，从下次月经来潮的第一天开始算，倒数 14 天或者是减去 14 天，那天就是排卵日。排卵日的前 5 天和后 4 天，连同排卵日在内共 10 天称为排卵期。

除了排卵期和月经期以外，其余时间就为安全期，女性在安全期怀孕的可能就会很小很小。但是排卵期和安全期会随着不同人的体质而不同，因此这种算法也仅供参考。想要宝宝的姐妹们，要多多努力哦！

如何计算排卵期？

一般女性的月经周期是 28 天，假如这次月经来潮的第一天是 1 月 2 日，那么下次月经就应该是 1 月 30 日，即用 1 月 2 日 +28 天，然后再用 1 月 30 日减去 14 天，则 1 月 16 日就是排卵日，再加上前 5 天和后 4 天，排卵期就是从 1 月 11 日到 1 月 20 日，在此期间女性就比较容易受孕。

1	2	3	4	5	6	7
8	9	10	11	12	13	14
15	16	17	18	19	20	21
22	23	24	25	26	27	28
29	30					

——容易受孕的排卵期

⚙ 如果生个龙凤胎多好

接下来的几天我们基本上是夜夜"奋战"，排卵期一过，老公就嚷嚷着要好好休息几天。我则感觉身体有种充实感，似乎那颗小小的精子已经与我的卵子结合在一起了，而且正在我体内发育成长。

几乎每天晚上我都会问老公同一个问题："老公，你想要个男孩，还是想要个女孩呀？"

最初老公回答："当然是男孩了，我妈就想抱孙子。而且是男孩的话，我还能教他踢足球。"

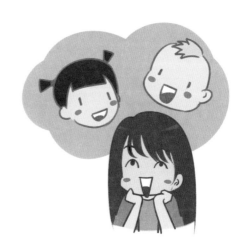

我对这个答案很不满，这不是明显歧视我们女性吗？女孩怎么了？女孩是妈妈的贴心小棉袄。老公似乎也看出了我对他的答案并不满意。

当我第二次再问的时候，他回答说："男孩女孩我都喜欢。"

"这么随便，你是不是一点也不在乎这个孩子？"我感觉老公在敷衍我，更加不满。

"我说喜欢男孩你又不高兴，我说都喜欢，你还不高兴，那我喜欢女孩总可以了吧。"老公无可奈何地回答。

"喜欢女孩就对了。你想想，现在生个男孩，将来长大了，你要给他买房，要给他娶媳妇。等他娶了媳妇，过起自己的小日子，就忘了咱们老两口了。女孩就不一样了，你看我，结了婚还是那么惦记着我爸妈。"我自夸道。

老公听完，翻了翻眼皮，说："那我也没忘记我爸妈呀。"说完就不再理我，抱着枕头睡着了。

隔了几天，我又开始纠结这生男生女的问题。这一回老公学乖了，回答说："最好生个龙凤胎，一男一女。"

我一听，一下子来了精神，是啊，有男有女，加起来就是个"好"字，而且既满足了老公的心愿，也满足了我的心愿。可是，龙凤胎有那么好生吗？

第二天一到公司，我就打开电脑上网搜索怎样才能生对龙凤胎。网上的答案真是五花八门无奇不有。有的说龙凤胎是基因决定的，如果女方的直系亲属有生双胞胎的先例，那么女方就有可能具备怀双胞胎的基因，如果没有，那么怀龙凤胎的概率就会小很多。

还有的说，可以服用促排卵药物，促使女性在排卵时一次排出多个卵子，从而产生多胞胎。也有的说到医院做试管婴儿的。

还有的更离谱，竟然贴出一个清朝娘娘们怀孕的偏方……

看来看去没有一条靠谱的信息。首先我家就没有生双胞胎的基因，这个

世界上的一切光荣和骄傲，都来自母亲。——高尔基

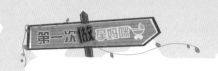
可能就被排除了。

其次，到医院打促排卵针，万一打坏了怎么办？这种违背生理规律的做法，万一影响到孩子的健康又怎么办？再者说了，有人说女人每排一颗卵子，人都会老一点，那一下子排很多颗卵子，岂不是要老得很快？所以这个办法更加不可取。

做试管婴儿就更不可取了，我好好一个女人，正处在生育的大好年龄，我为什么要通过试管来怀孕？那是针对不孕不育者的促孕办法，健康育龄女士不必用这种方法。

至于那个清宫娘娘们的生子秘方，就更算了吧。现在科学这么发达，都不能做到让人百分百怀个龙凤胎，那一百多年前的东西能信吗？唉，看来我只能靠自己了，不管生个男孩还是女孩，只要是个小萌娃，我就喜欢。

♥ 姐妹淘心语——宝宝性别如何决定的？

对于怀孕的姐妹们而言，除了关心宝宝的健康问题外，也很想知道宝宝的性别。但是关于生男育女，人类性别到底是如何分化的，一直没有定论。

科学研究表明，男性的精液里存在着含X性染色体和含Y性染色体的两种精子。若X性染色体精子与卵子结合，则生女孩；若是Y性染色体精子与卵子结合，则生男孩。随着科学家对人类孕育性别之谜的不断研究探索，相信会有更多的发现。

备孕指南——有备无患，顺其自然

人们常说："有备无患。"尤其是生育这样的大事，只有事先做好准备，孕妈妈才能安心愉快地享受整个孕期。

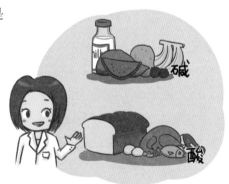

第一，做好生理方面的准备。
做个孕前的检查很有必要，如果身体有问题可以及时进行调理；尽量

远离有污染和辐射的工作环境，戒烟戒酒；适当补充维生素，如叶酸等；爱美的女性此刻要停止减肥了。

第二，做好心理方面的准备。

对做好怀孕心理准备的女性而言，孩子的到来会令其感到激动和开心；而对于那些还未准备怀孕却意外怀孕的女性而言，此时就要及时调整心态，积极面对孕期可能遇到的各种状况。

尤其是对职业女性而言，怀孕会对其职业生涯有一定的影响，此时很容易产生焦虑情绪，甚至一些要强的女性会担心受到歧视。其实大可不必如此敏感，怀孕给正常生活带来一些变化是必然的，况且有些还是积极的变化。比如：当家人和同事知道自己是孕妇后，都会对自己照顾有加，在家里的家务活会减少，在公司里繁重的工作会有人自觉揽过去。但同时也要明白公司里对孕妇的照顾是有限度的，我们在享受这种待遇的同时，还要做一些力所能及的工作。

第三，做好经济方面的准备。

中国社会科学院社会学研究所的报告指出：一个孩子从出生到其考上高等学府，家庭大约需要支出高达48万元的费用。

可见生儿育女是件很费钱的事情，尤其是现在的社会充斥着"不要让孩子输在起跑线上"的言论，导致家长面对孩子时，都恨不得倾其所有地去给

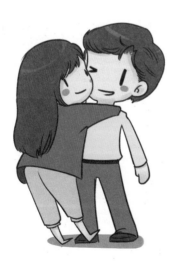

雨点吻着大地，微语道：我们是你思家的孩子，母亲，我们现在从天上回到你这儿来了。——泰戈尔

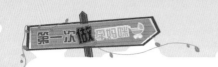
予。当然，对孩子金钱投入高并不代表孩子就一定能够成才。首先生孩子的基本费用，还是要提前做好准备。比如：孩子的奶粉钱、衣物钱、尿布钱……零零碎碎加起来也是一笔不小的费用。

还有孩子出生后，是爷爷奶奶帮忙照看，还是外公外婆帮忙照看，抑或是请月嫂、保姆，都需要提前做好安排。

第四，要保持轻松愉快的心情。

当在生理、心理和经济方面都做好万全的准备后，剩下"生"的事情，就要顺其自然了。

有些女性求子心切，备孕时间很长，却一直未成功受孕，内心就会对自己产生怀疑，再加上来自家人的压力，很容易就会紧张焦虑，病急乱投医，想尽一切办法怀孕。最后很多女性反而因为压力过大，导致心理障碍，越是想怀孕，越是怀不了孕。

相关专家指出，想要顺利健康地受孕，夫妻双方一定要保持平和的心态，避免产生焦躁、紧张等不良的情绪。因为不良的情绪不仅会导致自身内分泌失调，影响卵子或精子的质量，甚至会导致不孕不育。即便在这样的心理状态下成功受孕，也会令胎儿躁动不安，影响其生长发育。

所以，想要顺利受孕，夫妻双方必须要保持轻松愉快的心情，让孕事成为运势，顺其自然最好。

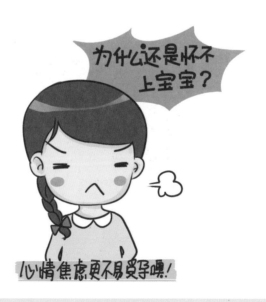

PART 2

怀孕第一个月——怎么看都不像孕妇，但确是孕妇

孕一月，一个小生命就悄悄地在孕妈咪的子宫里开始生长发育了。怀孕以后，孕妈咪一定要及早确认并进行产前检查，注意生活起居和饮食营养，小心先兆流产，做好孕期环境胎教。

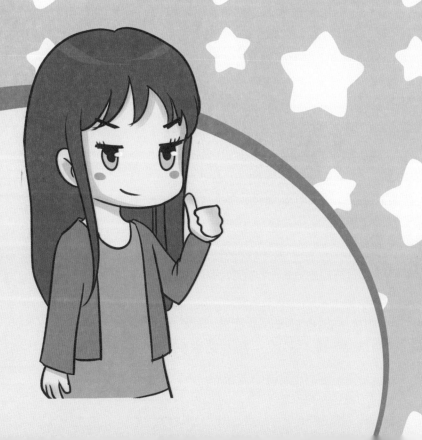

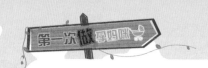

 怀孕第一个月——怎么看都不像孕妇，但确是孕妇

迟来的月经，谎报了"军情"

盼来盼去,终于盼来了这个月"大姨妈"该光顾的日子,虽然心里希望别来,但是为了以防万一,一大早我还是将"姨妈巾"放进了包包里。结果一整天都没有什么动静,莫非真的怀孕了?下午一下班,我就激动地打电话告诉老公:"老公,告诉你个好消息,我的'大姨妈'没有来。"

"谁没来?"老公的思维显然跟我不在一个频率上,我也懒得跟他解释,更加直白地告诉他:"我可能怀孕了。"

"真的吗?太好了。那下班我们去吃顿大餐来庆祝一下。还有你刚刚说谁没来,我没听清。"老公的木讷本色又暴露出来。

"哎呀,没谁啦!见面再说。"说完我就挂断了电话,一边向公交车站走去,一边打量着街边商店。以前路过母婴用品店完全没有感觉,现在却觉得一切都那么有意思,想象着那些孕妇装穿在自己身上的样子,看着那些可爱的婴儿装,一种幸福的感觉油然而生。

回到家,我打着饱嗝躺在床上,手不自觉地抚摩着腹部,老公见状,也立刻把脑袋凑过来,侧耳倾听我肚子里的声音。

"有动静吗?"我问他。

"有咕噜咕噜的声音。"他回答。

"嗯,那是因为我有点想放屁,刚才吃完饭出来可能着凉了。"话音刚落,就是一声震天响的屁声。

老公用鄙夷的眼神望向我,看着我乐不可支的样子,无奈地摇了摇头,说:"有这样一个妈,我儿子以后可怎么办呀?"

在絮絮叨叨中,我们各自进入了梦乡。在梦里,我抱着一个穿着公主裙的小女孩,她甜甜地叫我"妈妈",忽然路边冲出一个怪物,想夺走我怀里的孩子。我一急之下睁开了眼睛，看到清晨的阳光透过窗户照进房间，新的一天又开始了。

意识到那只是一场梦，我松了口气，正准备继续睡个回笼觉，忽然感觉到肚子微微疼了一下，然后一股暖流从小腹直流而下。坏了，"大姨妈"来了。

换上了卫生巾，我怎么也睡不着了，内心的失落感不言而喻。不知时间过了多久，老公也醒了，看见我大睁着双眼躺在床上，迷迷糊糊地问我："你怎么了，表情那么怪？"

"老公，我'大姨妈'又来了，这次怀孕没成功。"

"什么，你怎么能谎报军情呢？"老公一下子清醒了。

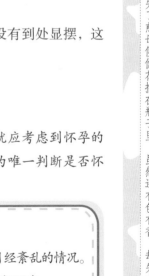

大姨妈又来了……

"我也不知道啊，我月经一向很准的，谁知道这次推后了一天。"我内心也是百般委屈。

看着我抑郁的小样，老公心疼了，连忙抱住我说："没事的，没事的，革命既未成功，我们继续努力呗。好啦，赶快起床吧，上班快迟到了。"

我只好拖着不情愿的身体起床洗漱，心里想着：还好没有到处显摆，这要是被所有人都知道了，那我今天就没脸出门了。

♥ 姐妹淘心语——怎么判断怀孕啦？

月经周期一贯规律的育龄妇女，如果月经到期不来，就应考虑到怀孕的可能，因为这是怀孕的最早信号。但是，月经停止不能作为唯一判断是否怀孕的依据，因为影响月经来潮的因素还有很多。

影响月经来潮的因素

❶ 有服用避孕药习惯的姐妹，一旦停药，就可能会出现月经紊乱的情况。

❷ 服用减肥药物或过度节食的姐妹，也会令月经周期不准。

❸ 精神过度紧张，悲愤、忧伤、气恼等异常情绪，也会令月经推迟。

❹ 还有一些疾病、手术引起的原因，也会令月经推迟。

失了慈母便像花插在瓶子里，虽然还有色有香，却失去了根。——老舍

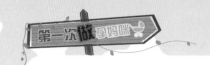

如果准备怀孕的姐妹月经推迟超过 10 天，还伴有恶心呕吐、乳房胀痛、疲乏无力、小便次数增多、喜酸、基础体温升高等异常情况，这时候就应该意识到自己可能怀孕了。

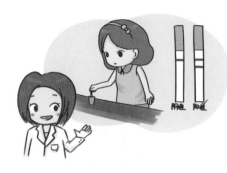

此时可以先到药店买一个早孕试纸，通过尿液，最好是晨尿，来初步判断自己是不是真的怀孕了。如果早孕试纸显示阳性，则预示着可能怀孕了，需要到医院做进一步检查，排除一些异常情况，切不可自行诊断。

❀ 老公，你当爸爸了

俗话说："有心栽花花不开，无心插柳柳成荫。"没想到这样的事情，就被我赶上了。经过上一次的空欢喜，对于怀孕这件事情，我和老公再也没有刻意去准备，又回到了之前那种充满情趣的夫妻生活中，彼此都感觉放松了许多。

一天早晨，我照例吃完老豆腐和油条，觉得还有些饿，又要了半笼小笼包。吃完后坐着公交车上班，在车上开始一阵阵反胃，莫非是吃得太多了？下次不能再这样没出息了。这样想着到了公司，一整天我都精神不佳，感觉浑身无力，还阵阵发冷，可是公司的暖气已经开到很大了。

会不会是发烧了，我摸着自己的额头有些发烫。中午休息时间，我独自来到公司附近的小诊所。

"年龄？"

"27。"我一边夹着温度计，一边回答医生的问题。

"月经来了吗？"

"这个月的吗？"我不解，我是来看发烧的，又不是来看妇科的。

"对。"

"还没到日子呢。"我回答。

"结婚了吗？"

"结了啊。"我越来越搞不懂医生怎么问题这么多。

……

5 分钟后，我拿出温度计给医生。

"37.3 ℃，有点低烧。你先去验个尿吧。"

"验尿？为什么要验尿？"我心里想：这种小诊所就是不靠谱，绝不放弃任何一个收费的机会。

"看你有没有怀孕呀。万一用错了药，我可负不起这个责任。"医生抬起头看着我，似乎我问了一个十分白痴的问题。

"好吧。"我接过护士递过来的验尿的小盒盒，一边向卫生间走去，一边想：上个月那么努力都没有怀上，这个月怎么可能呢？

毫无尿意的我，在卫生间努力挤出了一点点，还不小心洒掉了一点。人要是走起背运来，干什么都不顺利，我一边感叹着，一边有些期待地等着护士的检验结果。

"阳性。"护士的声音从里面的屋子里飘出来。

阳性是怀孕还是没怀孕？好像是没怀孕吧，一向对医学知识毫不了解的我猜测到。

"你怀孕了。"医生对我说。

"啊，真的吗？"我有些不敢相信，曾经那么期盼却落空，如今毫无期待，居然给了我这么大一个惊喜。

"你这发烧应该是怀孕引起的妊娠反应，只要体温控制在 37.5 ℃ 以下就不用治疗，过两天就没事了。"医生并未直接回答我的话。

我还想问些什么，医生已经忙着接待下一位病人了。

这个好消息，一定要先通知老公才对。我立刻拿出手机，拨通了老公的电话，"老公，你要当爸爸了，这次是真的。"

"你确定这次不是忽悠我？"老公的语气很平淡，一点也不兴奋，与站在大街上手舞足蹈的我形成鲜明的对比。

"我保证这次是真的，骗你是小狗，是医生帮我验出来的。"

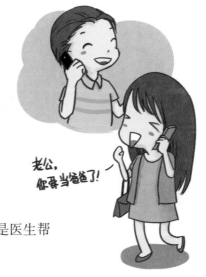

老公，你要当爸爸了！

慈母爱子，非为报也。
——刘安

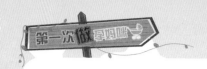
"哈哈哈……"电话那头传来老公极力压抑着的笑声,"老婆,我爱死你了。咱们晚上回去再说,我先忙了。"说完,就挂断了电话。

为了向老公证明我这次绝对没有谎报军情,路过药店时,我买了一个验孕棒。到了公司后,自己又验了一下,看着验孕棒上逐渐显现出来两条红色的线,我激动得不得了,这次可是亲眼见证,跟医生说出来的感觉完全不同。接着我小心翼翼地把验孕棒放进了袋子里,将袋子连同说明书一起放进了包包里,等着晚上下班回家后拿给老公看。

♥ 姐妹淘心语——怀孕了,先告诉谁?

怀孕了,首先应该告诉的第一个人,就是自己的老公,让他和自己一起分享这份喜悦,同时也要让他做好当"爸爸"和"孕夫"的心理准备。

其次,应该告诉母亲和最好的朋友。母亲作为过来人,一定能够给予自己不少经验和帮助。至于自己最好的朋友,如果对方生育过孩子,也会传授给自己一些孕期经验。不管怎样,能够有人分享这份喜悦的心情,对自己来说也是一种莫大的支持。

最后,对于公司的同事和领导,可以选择适当的时机公布怀孕消息,因为不同公司对待孕产妇的待遇不同,所以必须选择合适的时机,再在公司里公开。

同时,鉴于怀孕期间的各种早孕反应,孕妇身体极易出现口干、皮肤干燥等脱水症状,孕妇自己不要擅自用药,一定要到医院做过检查后,遵医生的嘱咐,根据实际情况及时进行治疗。

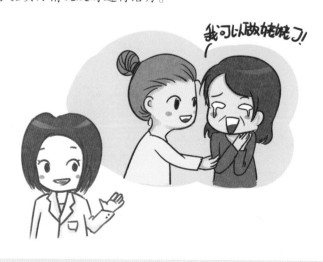

❀ 还长着小尾巴呢

当我把怀孕的好消息告诉老妈时，老妈兴冲冲地表示要陪我去做产检，正好老公出差没有时间陪我去，我就欣然答应了。但是在选择医院的时候，我们娘俩却产生了分歧。

老妈根据自己的经验，极力推荐妇幼保健站，因为保健站是专业的妇科医院，专业性自然不必说；而我则坚持到综合性的大医院，因为大医院设施齐全，环境也好。我们站在公交车站牌前争论了很久，谁也不肯让步。一旁的路人一直听着我和老妈的争辩，最后见我俩谁也不说话了，悠悠地冒出一句："我觉得吧，选医院应该选择离家近的那个，你想啊，等你肚子大了，行动不方便，还要跑那么远去做检查，多危险啊。"

我和老妈一听，如梦初醒，这么简单的道理，我们怎么没有想到呢？最后我们选择了离家较近的妇幼保健站。到了医院，我已经饿得有些头重脚轻了，看到路边的鸡蛋灌饼摊，馋得口水都要流下来了。但是老妈的手却像大钳子一样狠狠地拽着我，说："不能吃东西，第一次孕检必须空腹。"

我只好依依不舍地离开鸡蛋灌饼摊，心里想着等一会儿从医院出来，一定要买两张鸡蛋灌饼。当天排队挂号的人不是很多，在诊室外排队的时候，看到周围孕妈妈们的肚子都比我大，不禁摸摸自己扁扁的小腹，心里充满了羡慕。

肚子里真的有个小宝宝吗？就在我开始怀疑的时候，医生叫到了我的名字。虽然早就知道了怀孕的消息，而且也为了怀孕准备了很久，但是第一次因为怀孕坐在医生面前的时候，心里还是免不了有些紧张。当得知我为了怀孕已经准备了三四个月的时间，医生很满意，一边看我的孕前检查报告，一边小声地说："血查了，乙型肝炎查了……嗯，这些都没什么问题，去做个B超吧。"

我拿着单子去缴费，让老妈帮我在B超室外排队，结果老妈抢过缴费单，她执意要去缴费，还声称她为自己的外孙心甘情愿地付出，我争不过她，只好乖乖地等在B超室外。等老妈缴费回来，也差不多轮到我进去检查了。结果我却因憋尿不成功，医生拿着扫描仪器在我肚子上来来回回"走"了好几遍，最后只能放弃说："不行，看不清。继续出去憋尿，憋得不行了再进来。"

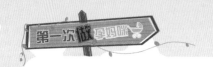

我刚拉开 B 超室的门，一个女人就急不可耐地冲进来，一边向床边走去，一边说："这次憋好尿了。"看来自己也得憋成这样才能进来。为了能让自己尽快有尿意，我到医院的小超市里买了两瓶矿泉水，然后就坐在外面的椅子上，小口狂饮，差不多喝了一瓶半水后，终于感觉到有些尿意了。可是又不那么明显，"这样能行吗？"我问在一旁的老妈。

"你别总坐着，站起来走走，也许就有感觉了。"老妈建议道。

结果老妈的建议还挺管用，站起来没多一会儿，尿意就来了。我连忙敲开 B 超室的门，正好上一个人刚做完。这一次医生看得很清楚，一边"扫描"我的肚子，一边念一些数据，让旁边的医生做记录。

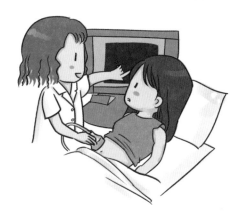

我使劲扭着头看屏幕上显示的图像，可是屏幕上的图像除了黑就是白，根本看不到有"宝宝"的影像。检查做完后，我连忙问医生："还正常吗？我怎么什么也看不出来？现在孩子是什么样子啊？"医生听到我的话，无可奈何地笑着说："你要自己能看出来，还要我们医生干吗呀？胚胎发育正常，现在就像一条透明的小鱼包裹在胎囊中。"

说完，就把我"请"出 B 超室等待检查结果了。检查结果出来后，我和老妈抢着看，只见上面写着："宫内早孕，宫腔内见一孕囊，大小 2.8 cm×1.9 cm，其内见胎芽长：0.4 cm，可见原始心管搏动。"0.4 cm！宝宝还没有我指甲盖大呢，我看着自己最小的手指头，"这什么时候能长大呀？"我满面愁容地问老妈。

"你放心，孩子长得可快了。"老妈一边看检查结果，一边回答我。

主治医生看过检查结果后，告诉我现在宝宝只有 40 多天，让我放心回家养胎，如果没有特殊情况，就等到 12 周的时候再到医院做检查。

听完医生的话，我转身准备离开，想着赶紧回家把检查结果告诉老公，他一定也惦记着。

"现在不用建档案吗？"老妈及时地问道。

"等到 12 周的时候再建也来得及。"

"那就等下次再建吧，我饿得不行了。"我催促老妈道。

"那好吧，等下次来再建档案。"老妈不忍心我饿肚子。

出了医院，我连忙买了两个鸡蛋灌饼，结果一个饼还没吃完，就感觉有些恶心，剩下的那一个鸡蛋灌饼更是吃不下了。一路上老妈都在唠叨我买一个就行了，唠叨完了又问我想吃什么，她回家给我做。这老太太也变得太快了，我的胃口都跟不上她思维变化的速度了。

💜 姐妹淘心语——8 周的宝宝什么样?

在孕早期，卵子和精子结合而成的受精卵，从输卵管进入子宫，在子宫内着床，就像是种子种进了土壤里，开始了生长发育。在怀孕第 8 周时，宝宝还不能称之为"人"，确切地说应该是胚胎，此时"宝宝"更像是一条透明的小鱼，长着鳃弓和尾巴，生活在毛茸茸的小球内，在里面自由自在地漂浮游动。

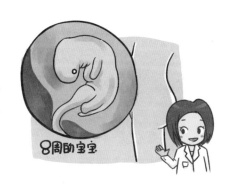

8周的宝宝

孕期的超声检查大致分为三个时期

孕早期（孕 12 周前）： 主要检查是否宫内妊娠，是否有原始胎心管搏动，妊娠囊的个数、大小，评估孕周等。

孕中、晚期（孕 12 ～ 37 周）： 主要检查胎儿是否存活，测量胎儿基本生长发育指标，特别是在孕 18 ～ 24 周时，可观察胎儿头颅、脊柱、四肢长骨、胸腹部基本结构，测量羊水深度，划分胎盘级别。

孕晚期（孕 37 周至分娩前）： 此时主要测量胎儿生长指标（双顶径、头围、腹围及股骨长），测羊水指数，确定胎盘级别。

这三个时期的超声检查十分重要，所以姐妹们一定要重视起来，不要错过。

> 对我而言，要真正了解自己非常简单：知道我们母亲的名字。——沃克

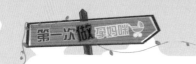

✿ 可怕的先兆流产

老公出差一回来，就立刻摸摸我的肚皮，看到与他离开时没有两样，失望地问我："肚子怎么一点都没变？你确定我们的宝宝在你的肚子里？"

"不在我肚子里，难道在你的肚子里吗？"说完，我拿出 B 超的检查结果，指着上面白白的一点，对他说："看，这就是我们的爱情结晶。"

老公半信半疑地看了半天，也没看出什么名堂，干脆放在一边不看了。然后转身抱着我说："老婆，这些天我都快想死你了。"

是啊，我又何尝不想他呢，这是我们结婚后，第一次分开这么久。俗话说："小别胜新婚。"那一晚，我们似乎比新婚之夜更有激情，完全没料到这激情会带来怎样的后果。

第二天，我像往常一样在单位上班，忽然觉得下腹隐隐约约有些坠痛，然后就感觉到一股暖流流了出来，那种感觉就像是每次"大姨妈"光顾一样。不是说怀孕就会停经吗，怎么我还会流血？当时也顾不得想那么多，拿出办公室里备用的卫生巾，就向卫生间走去。

在卫生间里，我确认了一下，确实是流血了，其实那也不能称之为血，而是那种接近于粉色的很浅很浅的液体。会不会是要流产了？我有些不知所措，连忙拿出手机，打通了小乔的电话。

"小乔，不好了，我出血了，怎么办？"我听到自己带着哭腔的声音。

"啊！那你赶快去医院，给家乐打个电话，让他陪着你。路上别着急啊，慢慢走。"小乔嘱咐道。

挂掉小乔的电话，我拨通了老公的电话："老公，你快来接我，我好像要流产了。"说完，我拿着电话哭了起来。那一刻真的很恐惧，甚至不知道自己是怎样撑着走到办公室的。

大约半个小时后，老公赶到了，然后我们搭着出租车到了附近的医院。一边是十万火急的我们，一边是不紧不慢的护士，好不容易才挂上号，坐到了医生的面前。当我把大致的情况告诉医生后，医生并没有急着给我治疗，而是问了几个问题。

"是第一胎吗？"医生问。

"是的。"

"流血多长时间了？"

"差不多半天了。"

"以前做过流产手术吗？"

"没有。"

"最近有没有性生活？"

这个问题很让人难为情，我低声回答道："昨晚有过。"说完，我感觉自己的脸都红了。

"从事过繁重的体力活吗？"医生似乎没有注意到我的窘态，继续问道。

"没有。"

"嗯，那先去做个B超吧，看看胎儿的情况。"

"医生，那她为什么会流血呀？是不是孩子保不住了？"在一旁等了很久的老公，忍不住问道。

"怀孕头三个月是不稳定期，不能有性生活。"说完，医生瞟了老公一眼，似乎这一切的罪过都是老公造成的，然后又接着说，"能不能保住孩子，得看B超的检查结果。"

我们只好乖乖地缴费然后等着做B超，不同于上次照B超，这一次我只有担心，没有期待。B超的检查结果一出来，我们就赶紧拿给了医生。医生看完后，说："目前没有什么大问题，给你开点保胎的药，回家后绝对卧床休息一周。如果不再流血了，就说明你保胎成功了。如果还继续流血，情况就不乐观了。一周之后，再到医院来做个B超看一下。"

"什么是绝对卧床休息？"我表示不解。

"就是尽量都躺在床上，不要长时间走动和站立。"医生回答。

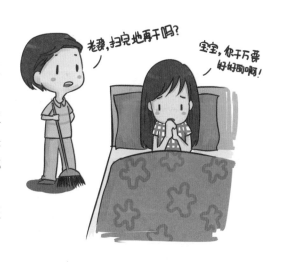

老婆，扫完地再干吗？

宝宝，你千万要好好听话呀！

"意思就是洗衣服、做饭这些家务活都不能做，是吗？"我问道，因为平时这都是属于我的家务活。

"嗯，最好不要做。"医生回答。

41

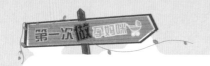

我回头看着一脸愁容的老公，心想：你就好好伺候我吧，让你再说我做饭难吃，这次我不干了。

从医院出来，我打电话向领导请了一个星期的假。回到家里，我一刻都不敢耽误地躺在了床上，然后指挥老公帮我做这做那，一边祈祷着保胎成功，一边心安理得地享受着被人照顾的感觉。

💗 姐妹淘心语——小心先兆流产

先兆流产是指妊娠早期阴道出现少量流血，并伴随阵发性下腹痛或腰痛，盆腔检查宫口未开，胎膜完整，无妊娠物排出，子宫大小与孕周相符。如果先兆流产的情况加重，可能发展为难免流产。

在孕早期遇到阴道出血的状况，姐妹们一般会十分恐慌，以为自己会因此而流产。实际上，有20%的正常怀孕女性会在妊娠早期出现少量的阴道流血现象，有时为粉色或咖啡色的分泌物。这是因为胚胎在狭窄的子宫里生长的过程中，子宫内膜扩张引起的小血管出血，属于正常生理现象。

当姐妹们遇到这种情况的时候，首先应该到医院确定阴道出血的原因，是因为宫外孕，还是先兆流产，抑或是宫颈疾病，然后根据医生的指导进行保胎。

此外，孕早期的姐妹们不要因为此时肚子还小，感觉不到胎儿的存在，就忽略了自己怀孕的事实。其实这个时期是很容易发生流产的，姐妹们一定要小心谨慎才好。姐妹们在怀孕期间应保持好心情，不可焦躁不安，在饮食上一定也要多加注意，甲鱼、薏米都是会引发流产的食物，孕妇不可食用。

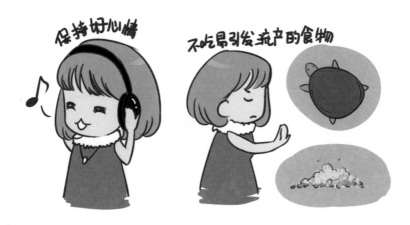

一个人吃，两个人补

我原本以为可以借着这次先兆流产的机会狠狠剥削一下老公，结果这个家伙两个电话就为自己脱了身，一个打给他妈，也就是我婆婆，另一个就是我妈。

两个老太太一听说我差点流产，需要绝对卧床休息，二话不说，就拎着家什来到了我家。婆婆拎着从菜市场买来的乌鸡、鲫鱼，还有各种新鲜的蔬菜，老妈拎着她从电视购物上花费千元买来的电炖锅，还有党参、红枣、枸杞……俩人一进门，就商量着如何"倒班"照顾我，最后决定一人一天，直到我身体完全康复为止。

我躺在床上，终于明白了什么叫作"有心无力"，很想让她们不要这样劳神费力，但是她们却将我的话置若罔闻。中午老妈回家了，留下婆婆照顾我这一天的饮食起居。婆婆做饭的手艺还是可以的，就是比我老爸差一点。午饭看着油腻腻的乌鸡汤，散发着肉腥味，我顿时一点胃口也没有了。

婆婆似乎看出了我的小心思，立刻摆出一副过来人的样子，对我说："不想喝也得喝，你现在是一个人吃，两个人补，营养跟不上，身体怎么能快速康复？就算为了孩子，你多少也得吃一点。"

为了孩子，难道女人一怀了孕就要凡事都为孩子吗？听了婆婆的话，我心里多少有些不痛快，但是又不能反驳，只好闭着眼睛，屏住气，一口气喝完了一碗乌鸡汤。喝完之后，整整一下午的时间，我都在不停地反胃中，那种想吐又吐不出来的感觉，简直是生不如死。

婆婆做的晚饭倒是比较清淡，一碗小米粥搭配几个素炒的青菜，一下子吊起了我的胃口。婆婆在一旁看我吃得香，眼睛笑成了一条缝，不停嘱咐我多吃点。最后婆婆怕这些菜不够我吃的，拿出了中午剩下的菜，对老公说："家乐，小妹现在正是补身体的时候，新鲜的菜多让她吃，她不爱吃的，还有吃剩的，你再吃，可不能跟她抢吃的啊。"

老公一听，满脸的委屈，说道："您是不是我亲妈呀？"

"我是你亲妈，不过我心里现在只有我的大孙子，你先靠边站。"婆婆说完，就进厨房收拾了，我看老太太一个人忙来忙去的，心里有些过意不去，想要

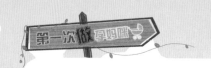

搭把手，却被婆婆勒令立刻上床躺着。

刚躺下不久，就听见门铃响，接着就是一通砸门声，不用开门我就知道这敲门的人是小乔。这女人天生一副风风火火的脾气，通常都是按一声门铃，门如果还没开，就开始砸门。当小乔看见开门的人是我婆婆后，估计很不好意思，一个劲阿姨长阿姨短地叫着，试图挽回自己的形象。

婆婆看到小乔手上拎着的大包小包东西，早就忘了刚才那阵急促的敲门声差点害她摔倒，一边给小乔倒水拿水果，一边说："你看你这孩子，挺着个大肚子，还买这么多东西。这鸡蛋牛奶多重呀，你现在可不能累着。"

小乔听了笑嘻嘻地说："没事的，阿姨，我老公帮我提上来的，但是他有急事，不能进来坐，就先走了。"说完，小乔走进了卧室，看见我躺在床上，立刻板起脸，教训我："你都多大的人了，怎么一点常识都没有呢？前三个月最容易流产了……"

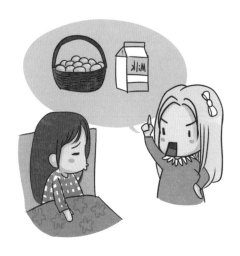

为避免小乔无穷无尽地"教育"下去，我连忙打了"止住"的手势，问她："你给我买什么好吃的了？"

"都是你不爱吃的，20斤鸡蛋，还有两箱牛奶。"小乔回答。

"20斤鸡蛋，你打算让我上街摆摊卖鸡蛋吗？"从小我就不爱吃鸡蛋，更不爱喝牛奶。

"是让你吃的。以后你每天早晨必须吃两颗白水蛋，喝一盒牛奶。"小乔命令道。

"为什么呀？你明知道我不爱吃这些东西。"

"因为你现在是孕妇，必须要有足够的营养，不能只想着自己爱不爱吃，得想着孩子需不需要。"小乔说完，摸了摸她已经微微隆起的小腹，再一次提醒我，我现在已经不是一个人了。

第二天，老妈一大早就来我家了。我在电话里千叮万嘱，一定要买个紫米煎饼给我吃，结果老太太还是两手空空地来了，而且一进门就教训我："你现在就是当妈的人了，饮食一定要注意，那些街边小摊上的东西，就不要吃了，万一吃坏了肚子，孩子也跟着受罪。"

又是孩子，难道以后我就没有自己的人身自由了吗？我躺在床上，无比郁闷地想。

💗 姐妹淘心语——孕早期饮食原则：简单、清淡、易消化

怀孕早期是胎儿从受精卵经分裂、着床到各器官分化形成的阶段。在这个阶段，很多姐妹们一方面承受着令人头疼的妊娠反应，恶心呕吐，食欲不佳，另一方面又担心强烈的妊娠反应会影响胎儿的生长发育。其实，在这个阶段，怀孕的姐妹们只要保持和以前一样的饮食习惯和愉快的心情，妊娠反应一般不会影响到腹中的胎儿。但如果早孕反应特别严重，影响日常饮食时，就要及时就医。

考虑到早期的妊娠反应，姐妹们的饮食应以简单、清淡、易消化吸收为原则，烹调时可用少量酸味、甜味来提高食物的色、香、味，尽量少用油和刺激性强的调味料。

在怀孕第一个月时，胚胎每日储存蛋白质约为 0.6 克。由于早期胚胎缺乏氨基酸合成的酶类，不能合成自身所需的氨基酸，必须由母体提供，因此在孕早期，孕妈妈们摄取足够的优质蛋白质是十分必要的。

除此之外，为了保证碘和锌的摄入量，孕妈妈应适量吃一些海产品，如虾、海带、紫菜等。牛奶等奶制品也是孕妈妈们不可缺少的食物，因为奶制品中除了含有丰富的蛋白质以外，还含有多种人体必需的氨基酸、钙、磷、维生素 A 和维生素 D 等。另外，谷物类食物和蔬菜水果，都有利于提高食物蛋白质的营养价值，也可以保证维生素的供给。

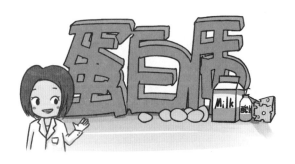

一月胎教指南——环境胎教

生命自孕育之初，就具有感知能力，孕妈妈的品格和修养、情绪、饮食

母亲，人间第一亲；母爱，人间第一情。——字严

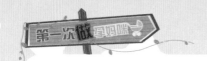

等都包含着胎教的意义。在胎宝宝成长发育的各个时期，科学地提供视觉、听觉、触觉等方面的刺激，使胎儿大脑神经细胞不断增殖，神经系统和各个器官的功能得到合理的开发和训练，以最大限度地发掘胎儿的智力潜能，是胎教的主要目的。

虽然在怀孕第一个月，胎儿还非常小，但是孕妈妈不能因此忽略胎教。此时孕妈妈最应该解决的问题就是为自己提供一个舒适的居住环境。如果居住环境脏乱吵闹，不仅会危害孕妇的健康，而且也会对胎儿产生许多不良的影响。

20世纪70年代，国外学者就曾对居住在国际机场附近的居民进行了调查，结果发现当地新生儿的体重比其他地区新生儿的体重低，说明强烈噪声很可能影响了胎儿的发育。另外，孕妈妈还需要远离家装污染。研究证实，造成家装污染的主要物质有甲醛、苯、氨和放射性物质。其中，甲醛是世界公认的潜在致癌物，它能导致胎儿畸形。不当装修引起的家装污染是近年来小儿白血病患者明显增加的一个诱因。

除了居家环境需要注意之外，准妈妈们还要提防家用电器的辐射，尤其是微波炉和电磁炉的辐射。据孕产专家的临床调查，长期过量的家电辐射会对人体生殖系统造成直接的损害，易导致孕妇自然流产、胎儿畸形。

准妈妈的心理环境也是胎教的重点。孕妈妈的精神状态不仅可以影响食欲、睡眠、精力、体力等，而且还可以通过神经体液的变化影响胎儿的血液供应、心率、呼吸、胎动等。因此，孕妈妈要注意心理调适，心态尽量要平和、愉悦，不要大悲、大怒、大喜，做到情绪稳定平和，保持愉快轻松的心理状态。

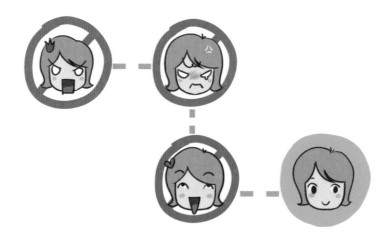

PART 3

怀孕第二个月——
一边享受，一边难受

孕二月，是容易流产和药物致畸的高度敏感期，孕妈咪需要格外小心谨慎，注意饮食营养，提高身体免疫力，远离各种致畸因素，按时进行产前检查，保持平和愉快的心情。

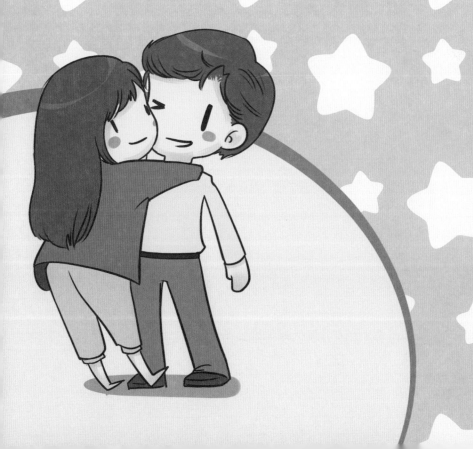

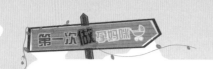

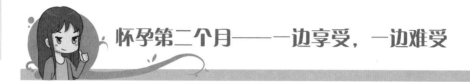

怀孕第二个月——一边享受，一边难受

该死，这个时候感冒

过了一个星期的"大门不出二门不迈"的生活，乍一出门，我像是被关在笼子里很久的小鸟，一边拼命呼吸大自然的芳香，一边感叹着时间过得真快。一个星期前柳枝还是嫩黄色，现在都已经冒出小芽了。再看看大街上的小姑娘们，已经迫不及待地脱下了厚重的棉衣，换上了轻薄的衣服，有的甚至已经穿上了丝袜短裙。

再看看自己，还穿着加厚的卫衣。我下班回家的第一件事情，就是把夏天的衣服都整理了出来。第二天，准备出门上班时，老公见我穿着一件雪纺的长裙，连忙把我拉了回来，"你大病刚初愈你不知道啊，穿成这样出门，你是想感冒吧。"

"人家街上的小姑娘早就这样穿了，我这还算穿得多呢。"说完，不等老公反驳，我套了一件牛仔上衣就出门了。等公交车的时候，才有点后悔没有听老公的话，这小凉风嗖嗖地从腿下穿过，冻得我连打了好几个喷嚏。但再看看周围的小姑娘，每个人都是一副镇定自若的样子。我在心里嘀咕着：她们怎么就不怕冷呢？

结果真的是怕什么来什么，一整天的时间我都觉得头昏昏沉沉的，一把鼻涕一把眼泪。同事很关心地问我是不是感冒了，得到我的肯定答复后，立刻嘱咐我千万不能自行服药。

怀孕前我的体质还不错，很少会感冒发烧，即便不小心感冒了，多休息一下，过两天症状就会自行减轻。这一次我想感冒也应该很快就会过去，结果第二天一觉醒来，嗓子就像被火烧着了一样疼，连话都说不出，一量体温，37.4 ℃，我连忙推醒了还在呼呼大睡的老公。

老公一边数落我不听话，一边忙着找药，找了半天才想起来医生曾嘱咐我怀孕期间不能擅自服药。老公只好暂时用凉的湿毛巾为我降温，然后寸步不离地守在我身边。只要毛巾一变热，他就立刻换一条新的来。就这样折腾了一整天，到了傍晚时候，我的体温终于降到 36.9 ℃了，老公这才松了一口气。

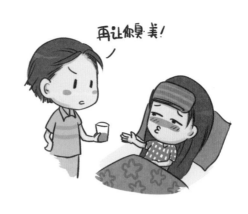

再让你臭美！

然而，烧虽退了，但感冒引发了咳嗽。每次咳起来都止不住，我很担心这样咳下去会影响到孩子，万一震流产了怎么办？为了保险起见，我再一次来到了医院。

医生给我做了简单的检查后，告诉了我一个办法，那就是"憋着"，想咳的时候就喝水，除此之外再也没有其他办法了。

这咳嗽怎么能憋得住呢？可是我又不能服药。一开始真的很痛苦，有好几次都因为我一边喝水一边咳嗽而呛到自己。后来我竟慢慢习惯了，一旦有咳嗽的冲动，就做深呼吸，将一大口气吐出去，然后再喝点温开水，咳嗽就止住了。后来我真的凭自己的毅力，将咳嗽给"治"好了。

💗 姐妹淘心语——孕妈咪患感冒怎么办？

普通感冒对于平常人而言并没有什么大不了的，但是对于怀孕的姐妹们而言，可需要细心对待。因为很多感冒药会影响到腹中胎儿的健康，更甚者在孕早期患严重感冒服药时，还会导致胎儿流产、畸形；如果孕中晚期患严重流感，可导致胎儿宫内发育迟缓及早产、死胎、死产等。

如果怀孕中的姐妹们不小心患上了感冒，要好好休息，多补充水分，保证营养均衡，让身体保持最佳状态。如果遇到严重感冒所致的高烧并且迟迟不退的情况，就会对胎儿造成危害，这时就需要到医院找妇产科医生就诊，千万不可自行用药。

世上唯一没有被污染的爱，那便是母爱。
——字严

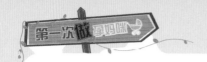
孕妈咪预防感冒的方法

❶ 在平时的饮食中，孕妈咪多食用富含维生素C的食物能在一定程度上预防感冒，比如：在睡觉前吃一个橘子，平时多吃富含维生素C的蔬菜等。富含维生素C的食物不仅有助于预防感冒，并且还能在感冒的时候起到减轻身体不适的作用。

❷ 孕妈咪要注意避免进出公共场所，尽量不与病患者接触，养成勤洗手的好习惯。

❸ 作息时间要规律，饮食营养要均衡，保证充足的睡眠，并进行适度的运动，如散步、孕妇瑜伽等。

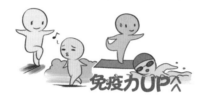

以上这些方法可以使怀孕的姐妹们更加有精神，有活力，并且可以增强自身的免疫力。

⚙ 敢碰我，就把你踢下床

晚上，我躺在床上，向身边的老公炫耀自己多么伟大，竟然能够为了孩子，把咳嗽生生憋回去。

"是啊是啊，我老婆最厉害了。"说完老公转过身，将我抱在怀里，习惯性地将手放到了我的腹部，来回抚摩着。这个动作是我们每次亲热时必备的前戏，因为我的敏感带就在腹部。

老公的抚摩让我的身体很快有了反应，就在我准备回应老公时，前段时间先兆流产的恐怖经历让我瞬间清醒，立刻抓住老公的手，扔到了一边。那情形就仿佛我肚子上有一条虫子，被我捡起来扔掉一样。我的举动把老公吓了一跳，他连忙问道："怎么了？"

"不许碰我，否则就把你踢下床！"我一边说，一边双手环胸，一副神圣不可侵犯的样子。

老公见状，十分无奈地说："我就是想抱抱你、摸摸你都不行吗？再说了，医生只是说卧床休息期间不能有性生活，也没有说这段时间过去后，依旧不能亲热呀！"

"可是万一出事了怎么办？万一再来一次先兆流产呢？"我担心地说。

"好吧好吧，我不碰你总行了吧。"说完，老公转过身子，背对着我，不一会儿就响起了轻微的鼾声。

而我却怎么也睡不着了，说实话，自己已经被老公的爱抚撩拨得心里痒痒的，可是一想到我们亲热会导致胎儿流产，我就心有余悸。自从结婚后，我们夫妻的性生活一直很和谐。现在突然怀孕了，又有先兆流产的经历，这一切让我对性生活既渴望又害怕。另外，人家都说男人是"下半身动物"，这样下去，老公忍受不住怎么办，会不会出去"偷吃"呢？我越想越睡不着，越睡不着就越胡思乱想。

为了让自己踏实点，我对老公说："你会不会因为我怀孕而出轨？"

老公正睡得迷迷糊糊，被我问得很不高兴，眼睛都懒得睁，嘴里就嘟囔着："神经病，大晚上不睡觉，乱想什么呢？我要睡觉，别打扰我了，明天还上班呢。"说完，头一扭，就不再搭理我了。

过了一会儿，我也迷迷糊糊地睡着了，做了两个清晰的梦。

第一个梦，我正坐在沙发上看电视，从卫生间洗完澡出来的老公，就扑到我身上，想要和我亲热。他的身体压住了我大大的肚子，我拼命挣扎都无法挣脱他，情急之下我一脚踹过去，把老公踹到了地板上。

接着我就醒了，发现自己确实结结实实地踹了老公一脚，只不过这家伙睡得沉，竟然没被我踹醒。如果我家的床再小一点，恐怕他就被踹到地上去了。

第二个梦，我下班回家，发现卧室的门虚掩着，屋里传来阵阵的喘息声。我怀着复杂的心情走进卧室，发现老公正跟一个女人赤身裸体地纠缠在一起。我生气地用手中的包狠狠砸向他们，然后就跑出了家门，一边跑一边哭。直到感觉有人摸我的脸，我一睁眼才发现刚刚仅仅是个梦，而老公正一脸疑惑地望着我。

"你做梦了，还在梦里哭鼻子了？"老公问我。

想到梦里的情节，我顿时觉得很委屈，瘪着嘴说："嗯，我梦见你有外遇了，还在我们的床上亲热。"

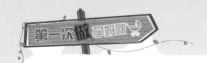
"嗨，你瞎想些什么呀！"老公对我的话嗤之以鼻，"你就那么信不过你老公，别说是三个月，就算是这十个月都让我禁欲，我也做得到。"

说完，老公向我抛了个媚眼，就去卫生间洗漱了。我原本因为梦境而阴郁的心情，也瞬间好了起来。

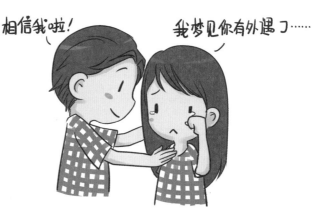

💗 姐妹淘心语——孕早期要暂停性生活哦！

怀孕的头三个月，胎盘还没有发育成熟，胎盘和子宫壁之间的连接还不够紧密，孕激素的分泌尚不足，无法给予胚胎强有力的保护，在这个时期进行性生活，就有可能由于不当的动作或者精神过度兴奋，使子宫遭受震荡，导致胎盘脱落，造成流产。

由于内分泌发生变化，加之对胎宝宝的担心，孕妈妈在孕早期对性生活可能缺乏兴趣，甚至会表现出对准爸爸的讨厌和不满意。准爸爸要对孕妈妈给予理解和体贴，应特别谨慎，尤其在孕早期最好暂停性生活，也可以与孕妈妈探讨采用别的方式来交流夫妻感情。准爸爸绝对不能只顾着满足自己的欲望，而不顾准妈妈的感受以及她腹中的胎宝宝。最好采取边缘性接触，通过搂抱、抚摩、亲吻的方式达到性的满足。

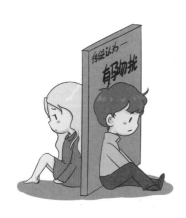

需要避免在孕期进行性生活的情况

❶ 有过流产史的孕妈妈：尤其是在怀孕早期，医生会嘱咐孕妈妈在这个时期尽量避免性生活。

❷ 存在流产危险的孕妈妈：如果在性生活进行时或性生活之后，有阴道流血或有下腹疼痛的现象，要及时到医院就诊，如有流产迹象，则应停止性生活。

❸ 男方患有性病：这种疾病会通过性交将细菌传染给胎儿。在疾病未治愈的情况下，建议禁止性生活。

❹ 孕妈妈阴道有炎症：这种疾病也会通过性交将细菌传染给胎儿，因此在疾病未治愈的情况下，也要禁止性生活。

❺ 孕妈妈存在胎盘前置、胎盘与子宫连接不紧密的情况：应暂时停止性生活。

❻ 孕妈妈的子宫闭锁不全：这种情况随时都有流产的危险，所以应避免性生活。

❼ 还未到预产期，就有破水的状况：此时保护胎儿的羊膜已破裂，病菌可进入子宫感染胎儿，所以应避免性生活，并且孕妈妈要采取保胎措施。

✿ "小蝌蚪"开始长手和脚了

本来绝对卧床休息一周后，就需要到医院检查一下，好知道保胎有没有成功，结果我却不小心感冒了，去医院复查的日子又推后了一个星期。

来到医院，医生就认出了我，板着脸问我："怎么现在才来复查？"

"前段时间感冒了，有点低烧，所以不敢出门，一直在家里等着感冒好了，才出门。"我解释道。

"哦，这么回事呀。这段时间气温变化太快，人容易感冒，尤其是孕妇，更要多加注意，你没吃药吧？"医生忽然问。

"没有，没有，绝对没有。只吃了您给开的保胎药。"我一副恨不得发誓的样子。

在孩子的嘴上和心中，母亲就是上帝。——萨克雷

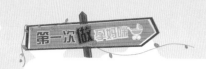

"嗯，那就好，去做个 B 超吧。"医生一边说，一边写好了做 B 超的单子。

在等待老公缴费的过程中，我忽然感到有些忐忑不安。前几天一直想着感冒的事情，我完全没有想过万一保胎不成功怎么办。现在马上就要知道结果了，万一孩子没保住，那可怎么办？正在我胡思乱想之际，老公拿着缴费单跑了过来。

我怀着不安的心情做完了 B 超，拿到 B 超单子的那一刻，我甚至有些不敢看。老公一把抢过 B 超单子，小声地念道："子宫体呈前位，宫体范围约 6.6 cm×5.8 cm×5.8 cm，形态饱满。肌层回声均匀，宫腔内见一孕囊，范围约 2.8 cm×1.9 cm，其内见胎芽长 0.4 cm，可见原始心管搏动，可见卵黄囊……这意思是不是说，我们的宝宝保住了？"老公念完，转过头问我。

我拿过 B 超单，只见上面的图片还是黑漆漆一片，看不到任何"生命"

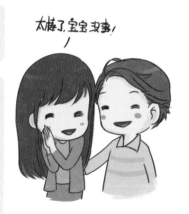

的迹象，"还是拿去问医生吧。"我对老公说。

到了主治医生那里，将 B 超单递上，医生扫了一眼后，对我们说："没事了，保胎成功了。以后千万要注意，知道吗？"

"医生，现在孩子情况如何，还健康吗？"想到自己前几天一直感冒，不知道有没有影响到宝宝，我怀着担忧的心情问道。

"现在孩子还是胚胎的状态呢，不过已经有了躯体和尾巴，还能分辨出眼以及手和脚。"

我和老公听了，都兴奋得不得了，宝宝不但保住了，而且还很健康地成长着，真是谢天谢地。

♥ 姐妹淘心语——难熬的孕二月

进入孕二月，孕妈咪将迎来怀孕的第一个考验，那就是早孕反应。孕妇此时一般表现为恶心呕吐、食欲减退、头晕乏力、不能闻油烟或异味等。由于人的体质差异，早孕反应的表现也不尽相同，有的严重，有的轻微，有的持续时间长，有的持续时间很短。不管是哪种情况，孕妈咪都要做好心理准备，相信自己一定能够度过这段难熬的日子。

妊娠的第二个月，是胎儿绝大部分器官分化和形成期。妊娠的第 5 周，胚胎的神经管逐渐形成，最终会发育成大脑和脊柱。到了妊娠第 7 周，胎儿的身长达2～3cm，重量约4g，并且长出了手、脚、眼睛、耳朵、嘴巴等器官。

孕早期是胎儿生长的重要阶段，也是致畸高度敏感期，此时孕妈妈要避开病毒、有毒化学物质、放射线等。尤其妊娠的第6～10周，是胎儿腭部发育的关键时期，如果此时孕妈妈长期情绪不安或者焦虑，宝宝很容易发生腭裂或者唇裂。所以不管发生什么事情，孕妈妈都应该让自己保持平和愉快的心情。

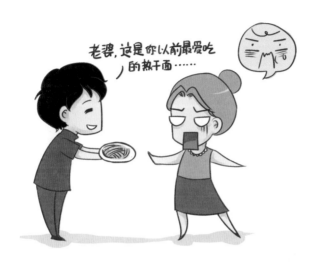

文科生算预产期

自打上学起，我的数学成绩就一直不好，上了高中后，数学干脆就一直不及格。所以一提到数字，我就一个头大，现在偏偏又让我遇上了"数学难题"——计算预产期。

得知我怀孕后，周围的人都会问我同一个问题："预产期在什么时候啊？"

而我总是一脸懵懂的样子，回答说："现在才两个月，应该还有八个月就生了吧。"

"不知道具体的日期吗？"

"还能精确到具体的日期呀？"我承认我又白痴了。

"当然了，你要是不会算，下次产检的时候问问医生，医生都会算。"

回到家，我决定自己先算算看。我心里想：怀孕应该是从排卵期那天算起，因为只有排卵了，才可能怀孕。可我是哪天排的卵呢，怎么突然想不起来了。还好我当时为了怀孕，在日历上标注过，只要看看日历就知道了，我的排卵期是3月10日。

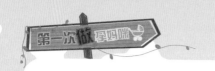

知道了排卵期就好办了，女人怀孕要10个月，从3月10号往后数10个月，不就是预产期嘛，这样计算的话，明年的1月10号就是我的"生产之日"了。推算出具体的预产期后，我很为自己卓越的智商骄傲，拿起电话，挨个通知身边的人。

当然了，老公是我最先通知的人。打电话时，老公正在加班，忙得昏天暗地的，只问了一句："还要那么长时间？"然后就挂断了电话。

在老公那里没有找到成就感，我又将电话打到了小乔那里。

"什么事啊，大晚上的午夜凶铃啊！"小乔在电话那边咆哮，我没料到我的电话打扰了她。

"没什么事，就是想跟你分享一下我的喜悦心情。"我回答，丝毫没有理会她的恶劣态度。

"说吧，你又遇见什么好事了？难道你怀的是双胞胎？"后半句，小乔的声音提高了八倍，吓了我一跳。

这家伙的思维真够跳跃的，怎么会突然想到了双胞胎，"哪有那么好的事情，是我算出了自己的预产期，就在明年的一月份。哈哈……我聪明吧！你的预产期在什么时候？"我问小乔。

"你自己算的？"小乔带着质疑的语气问道。

"是啊。"我的语气中，透露着掩饰不住的骄傲。

"我就说嘛，医生不可能错得这么离谱。"小乔说。

"什么？我算错了，怎么可能呢？孕妇在排卵以后才能怀孕，这没错呀。怀孕期十个月，这也没错呀。所以怎么会算错呢？"我被小乔说得一头雾水。

"你最后一次月经是2月24号吧？"小乔问。

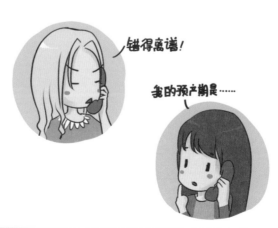

错得离谱！

我的预产期是……

"是啊，你怎么记得这么清楚？"我自己都有些记得不太清楚。

"你忘了，你晚来一天月经，还以为自己怀孕了。那天晚上我约你到广场看烟花，你还说自己肚子不舒服，所以没来。"

仔细回想一下，确实是这样，怪不得小乔记得这么清楚。"可是，这跟我月经最后一次哪天来有什么关系？那时候还没有排卵呢。"我不解地问小乔。

"当然有关系了，预产期要从你最后一次来月经那天算起，过40周，也就是280天，那天就是预产期。"小乔解释道，"我帮你算过了，你的预产期应该是在12月1日。"

"不是吧，跟我计算的差这么多？难道是要按周算，不是按月份算？"我觉得有些不可思议，明明还没有排卵，怎么就能算是怀孕了呢？

"你以为呢？虽说是怀孕十个月，实际上就是九个多月，第十个月就准备生产了。我算得绝对没错，这是医生教给我的，不信等你去检查时，你就问问医生，看跟我算的一样不。"小乔的语气不容置疑。

"好吧，就当是我算错了。"谁让从上学开始，我的数学成绩就没有小乔好呢，人家可一直都是数学课代表，上了大学后又考了注册会计师，本来可以前途无量，现在却为了孩子，为了老公，在家里当起了全职家庭主妇。哎，这就是女人的悲哀吧。

晚上老公下班回来，我又将新的预产期告诉了老公，这根"木头"直接来了一句："我刚才说时间长，这么快就提前了，挺好。"简直让人哭笑不得。

💜 姐妹淘心语——在日历上标注重要的日子吧！

真正分娩可能发生在预产期前后的两周内。如果你的月经周期不太规律，或记不清末次月经的日期，则需要通过妊娠早期的妇科检查来推算。为了能够准确地掌握孕周、孕月及孕检的日子，姐妹们可以从现在开始，在日历上标注出来，以提醒自己，以免错过重要的检查日期。

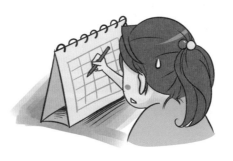

女人固然是脆弱的，母亲却是坚强的。
——雨果

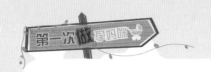
预产期的计算方法

　　对于第一次怀孕的姐妹们，计算预产期可是一项"技术活"，没有医生的专业指导，自己还真搞不清楚到底从哪一天开始算起。

　　医生算预产期的方法，一般都是从末次月经的第一天开始计算孕周数，满40周（即280天）的那一天就是预产期，或者在末次月经第一天加上9个月零1周（280天）即可。

❀ 有人给我下了"迷魂药"

　　俗话说："春困秋乏夏打盹儿，睡不醒的冬三月。"自从怀孕后，我发现自己越来越"懒"了，具体表现就是怎么也睡不醒，尤其是在前段时间，

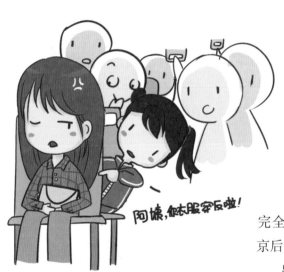

阿姨，你衣服穿反啦！

公司派我到乌鲁木齐出了趟差后。之前还不知道北京和乌鲁木齐有两个小时的时差，到了那边后才发现，平时晚十点该睡觉的点，乌鲁木齐的天才刚黑不久。平时早晨八点该起床的点，乌鲁木齐的天还是黑的。

　　在乌鲁木齐待了四天，我完全适应了那边的时间，回到北京后，却不适应了。

　　出差回来第一天上班，早晨七点闹钟准时响起，我看着外面蒙蒙亮的天，实在有些不适应。但是要上班，我只能强迫自己起床，闭着眼睛完成了洗脸、刷牙、穿衣服等一系列动作，顾不得看镜子里的自己是否穿着得体，就出了门。上了公交车后，我就找了一个角落的位置开始"补觉"。迷迷糊糊之际，感觉有只小手在捅我，我不情愿地睁开一只眼睛，想看看是谁这么不识相。结果看到一个穿着校服的小丫头，见我睁开眼，小声对我说："阿姨，你的衣服好像穿反了。"

　　不会吧，我心想，虽然是闭着眼睛穿的衣服，但正反面还是能摸出来的。

可是当我低头一看，立刻有一种想要钻进地缝的感觉，衣服果然是穿反了，不过还好是格子衫，即便穿反了也不那么明显，倒是这个小姑娘观察够敏锐。我回过头，对小姑娘微微一笑，又继续闭上眼睛养我的神。我心想到了公司还有一大堆事情要做，现在必须睡足了。

结果那个小姑娘看我没有反应，以为我没听清，提高了分贝，又重复了一遍："阿姨，你的衣服好像穿反了。"这一下引得旁边几个人都回头看我。我心里顿时有一万只马奔腾而过，这小姑娘是要闹哪样？叫我阿姨就算了，我有那么显老吗？关键是，难道她想让我在光天化日之下换衣服吗？

我决心不再理她，不管她是多么好心，但我睡觉的兴致却被破坏了。一整天我都没有精神，不是拿错文件，就是输入错误；不是答非所问，就是认错人。下午三点多的时候，竟然一边对着电脑打字，一边打起盹来，口水都差一点流出来了。熬得实在受不了时，特别想到咖啡间冲杯咖啡，但是想到肚子里的宝宝，好吧，我继续忍。

好不容易熬到了下午下班，回到家吃完饭，我就把自己扔到了软软的大床上。心想：这么早睡，明天总该能睡醒了吧。结果第二天依旧是睡不醒，而且还伴随着一种强烈的委屈感。为什么我不能睡到自然醒？为什么我要这么早上班？那种感觉就像上小学时，睡了一个假期的懒觉，忽然开学了要早起的心情一样。

连着几天如此，老公终于受不了了，对着被窝里已经进入昏睡状态的我说道："整天就知道睡觉，你现在越变越懒了。以前还刷刷碗，现在碗也不刷了，地也不拖了，房间都好几天没收拾了，书房的桌子上已经落了一层灰了。前几天你说倒时差，这都倒了快一个星期了，还没倒过来吗？"

面对老公的絮絮叨叨，我没精力跟他吵架，一个枕头扔向他，丢下一句："我要睡觉，别烦！"然后就跟周公约会去了。

到了周末，我补觉的机会终于来了。晚上十一点左右睡着后，夜里上了两次厕所，第二天一直睡到了上午十一点左右。我醒来吃了个饭，看了两眼电视，就又困了，一觉睡到了下午五点。要是搁以前，这样的睡法，我晚上一定会失眠。而现在一到晚上十一点，我就困得上下眼皮打起架来。

如果说嗜睡这件事就够折腾人的，那么夜里总是起夜则更让我苦不堪言，本来就睡不醒，半夜还总醒。什么时候能恢复正常呀，我总是郁闷地想。以前我老妈总说："觉睡得太多会变傻。"现在我倒不担心自己会睡傻，而是担心自己这样贪睡，会不会对宝宝不好。

世界上有一种最美丽的声音，那便是母亲的呼唤。
——但丁

59

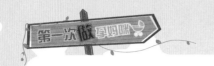
姐妹淘心语——爱睡觉的孕妈咪

怀孕以后，姐妹们会发现，自己有那么一段时间特别嗜睡，即便是刚睡醒，还是会有困意，这实际是体内的黄体酮在作怪。黄体酮有促进睡眠的作用。怀孕后体内的黄体酮增加，从而导致怀孕初期的孕妈妈十分容易犯困。再加上，怀孕后身体内的血液循环量增加，脂肪也增加了，造成身体活动不便，孕妈妈容易全身疲倦，容易有瞌睡的感觉。

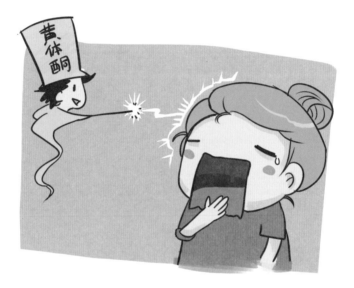

当孕妈妈感觉到困乏时，不要强忍着，只要不影响正常的生活工作，多增加一些休息的时间未尝不可。通常等孕妈妈的身体适应了这种变化，就不会嗜睡了。但如果到了孕中期孕妈妈还是嗜睡，就要考虑身体变化的影响了。

另外，由于子宫在逐渐变大，导致膀胱被压迫，孕妈妈还会感觉到尿意频繁，以前能够一觉睡到天亮，现在却不管睡前喝水与否，夜里总要被尿意憋醒。这种情况在怀孕三个月后，会逐渐得到缓解。因为妊娠三个月后，骨盆腔将容不下逐渐长大的子宫，子宫会上升到腹腔内，对膀胱的压迫感逐渐消失，尿频便会消失，但到了孕晚期，又会出现尿频。

二月胎教指南——情绪胎教

孕妈妈的情绪变化会引起体内某些化学物质的变化，继而影响胎儿。当孕妈妈有负面情绪时，心跳会加快，血流会加速，从而消耗大量的氧和营养素，还会产生比平时高得多的废物，也就是毒素。要排出这些毒素，体内器官又会加紧工作，消耗更多的氧和营养素，形成恶性循环。

有人曾做过这样有趣的实验，让各种情绪的人呼出的气体冷凝成水，悲伤者呼出的气体冷凝水的颜色呈白色且浑浊，愤怒者呼出的冷凝水的颜色偏紫，将这种水注射到小白鼠体内，会很快使之死亡。由此可见，负面情绪产生的毒素，会严重影响人体的健康。

同样，当孕妈妈生气、焦虑、紧张不安或忧郁悲伤时，会使血液中的内分泌水平发生改变，胎儿会立即感受到这种变化，表现为不安和胎动增加。而且，胎宝贝也是有记忆的，他（她）对外界有意识的激动行为和感知体验，将会长期保留在记忆中直到出生后。因此孕妈妈只有保持愉快、平和、稳定的心态，才能为胎儿大脑的全面发育提供有利基础，才能促进胎儿记忆的发展。

据报道，1972 年在德国某医院出生了一个名叫克里斯蒂娜的健康女婴。

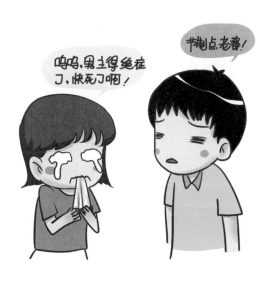

母爱是世间最伟大的力量。——米尔

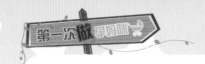
从出生开始，这个婴儿就一直拒绝吮吸妈妈的乳汁，而当医生让另一个乳母去喂她时，却见她迫不及待地大口吃起来。这种罕见的有悖于常理的举动，不禁使人愕然。经过调查得知，这位母亲在怀孕时特别不想要这个孩子，只是在丈夫的恳求下才勉强把孩子生了下来。研究人员分析，这位小女孩很可能在胎儿时就已经感觉到了妈妈的想法，所以出生后仍对妈妈"心存怨恨"。

一位著名的育儿专家曾说过："如果孕妇长期精神忧郁、苦闷，不仅对胎儿发育不利，而且还会影响到胎儿出生后的生理、心理以及智力的发展，并有可能使孩子在出生后患上遗传性焦虑。"

所以当孕妈妈意识到自己情绪不佳时，要及时进行转换，如看天上云的变化，享受暖洋洋的太阳，慢悠悠地走过一条街……总之就是让自己回归到慢生活当中，让情绪恢复平静。

在孕妈妈的情绪问题上，老公的理解和帮助也是很重要的。因此，及早培养老公成为准爸爸也是一项蛮重要的工作。孕妈妈平时让老公多读一读准爸爸该了解的知识，让老公知道，他需要在老婆怀孕期间帮助调整她的情绪，做些力所能及的事情。

孕期胎教的主要内容

❶自始至终保持平和、宁静、愉快和充满爱的心态，是整个孕期胎教计划的主要内容。

❷选择到空气清新、氧气浓度高、尘土和噪声都比较少的公园里散步，置身在宁静的环境里是保持好心情的方法，从而对母子的身心健康起到极好的调节作用。

❸要听轻松的音乐，不听节奏感过强的音乐。

❹看轻松搞笑的电影，不要看惊险刺激的电影。

❺阅读轻松的小说或者优美的散文，不看悲伤的文学作品。

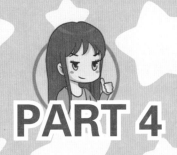

PART 4

怀孕第三个月——
终于进入了妈妈的角色

孕三月，孕妈咪会有不同程度的早孕反应，发质和乳房也发生了变化。此时，孕妈咪需注意孕期营养，按时进行产前检查，及早在医院建立档案。

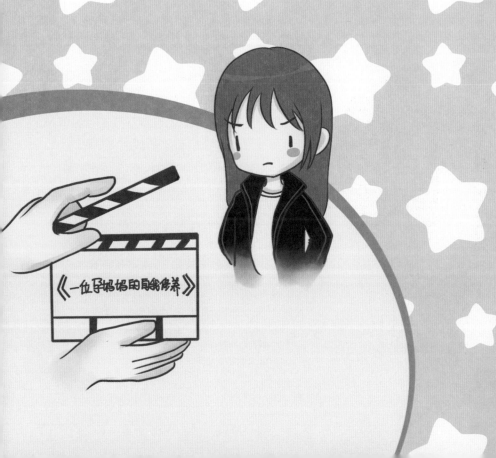

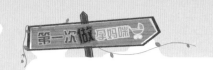

怀孕第三个月——终于进入了妈妈的角色

🌸 宝宝真的在我肚子里吗?

不知道大家有没有发现,自己结婚时,就会发现身边的朋友大多也在忙着结婚;自己怀孕时,身边的朋友也在接二连三地怀孕。前几天看微博,发现好多同学都在晒婚纱照或是宝宝照。其中一个同学更省事,她干脆把婚纱照和大肚照一起晒了,因为她结婚时,已经有三个月的身孕了。

说到这个同学,真是让我佩服得五体投地。不单单因为她是闪婚的代言人,更因为她是个糊涂的娘,自己怀孕三个月了居然都不知道。三个月来,她一直在感冒,居然也没有引起她自己的重视,还是每天为了工作忙得团团转。后来发觉"大姨妈"实在是推迟太久了,她才到医院去检查,这才发现怀孕了。

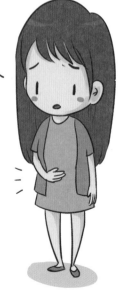

两家家长一合计,就趁着肚子还不太明显时,举办了婚礼。看看人家这速度,比我结婚晚,宝宝却比我的出生早。

我一边感叹着,一边想到自己现在的情况,我也怀孕三个月了,摸了摸依旧扁平的肚子,心想:宝宝真的在我肚子里吗?如果没有妊娠反应,如果不是"大姨妈"不再来报到,我还真没感觉自己已经当妈了,也怪不得我那个同学糊涂。

从怀孕40多天开始,恶心呕吐、嗜睡乏力、没有胃口等妊娠反应我尝了个遍,人家都说怀孕会变胖,而我的体重不但没有增加,反而还变轻了6斤。想想人家小乔刚怀孕的时候,除了不能闻油烟味以外,几乎就没有什么妊娠反应，可以说是吃嘛嘛香，而且饭量还比以前大了。没想到同样的事情到了自己身上，就是如此不同的结局。

当我满腹委屈地向小乔诉苦时，她作为一个过来人，语重心长地对我说："再忍忍，这妊娠反应呀，说好就好了。也许你某天清晨醒来，就会发现自己胃口大开。"可是这一天仿佛遥遥无期一般，不知道什么时候才能到来呢。

算算日子，距离摆脱孕早期，还有 15 天。"还有 15 天，挺挺就过去了。希望六月份来临的时候，我就可以每天神清气爽，健步如飞，吃嘛嘛香了。老天，这点要求不过分吧，一定要成全我。拜托……"我在博客上写下这段话，立刻引来了不少同学的共鸣，看来大家都跟我经历过一样的烦恼。

💗 姐妹淘心语——孕妈咪多注意补钙哦！

到孕三月底，宝宝已经从胚胎发育成了胎儿，胎儿的眼、鼻、口、耳、手、足、指头等器官形状都清晰可辨。

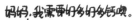
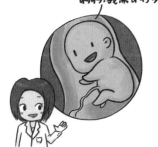

妈妈，我需要好多好多钙哦。

此时，宝宝对钙的需求量剧增，所以孕妈妈从这个月开始要及时补钙。如果孕妈妈长期缺钙或缺钙程度严重，不仅可使母体血钙水平降低，诱发小腿抽筋或手足抽搐，还可导致孕妈妈骨质疏松，进而产生骨质软化症，胎儿也可能出现先天性佝偻病和缺钙抽搐。

⚙ 今天我就抱着马桶睡了

人家都说，怀孕的女人会变得特别嘴馋，之前我还不信，今天算是验证了。早晨打开电视，电视里正在播放《谁来伺候妈》，老太太想吃酸菜炖血肠，媳妇金巧做了一大碗，一家人吃得倍儿香。我坐在沙发上，想着酸菜的爽口，还有血肠细嫩的口感，也跟着咽口水。

"老公，我们中午出去吃饭吧。"我朝正在书房里对着电脑"奋战"的老公喊道。

等了半天，也没听到回音，这家伙一玩起游戏来，就视我为空气，连我跟他说话都听不见。平时也就算了，可我现在是孕妇，他怎么能如此忽视我

母亲是孩子未来命运的创造者。——保罗·塞尚

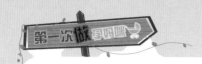

的存在呢？我越想越生气，干脆自己穿上衣服出了门。

可是哪里有东北菜馆呢？酸菜炖血肠这道菜要是烧得不正宗，就会特别腥。我站在马路边，不知道是该向左走还是向右走，正犹豫着呢，电话响了。

"喂，干吗？"我一看是老公打来的，语气十分强硬。

"老婆你去哪了？我怎么找不着你了？"老公在电话那头，似乎很委屈地说。

"谁让我跟你说话，你不搭理我了。"我还记着刚才的仇。

"我戴着耳机呢，没听见你跟我说话。"老公解释道。

"那谁让你戴耳机的。"我开始无理取闹，这不正是孕妇的特权吗？

"我要是不戴耳机，你又说我玩游戏的声音，影响你看电视了。你在哪呀？你怀着孕，这样乱跑，我多担心呀。"

老公说到这，我的气已经消散到九霄云外了，"我在小区门口的路边呢，想去吃酸菜炖血肠，但是不知道哪里有。"

"那你等着我，我马上出去找你。"说完，老公就挂了电话。

不一会儿，就看见他气喘吁吁地从小区里跑了过来，一见到我就说："走吧，我知道哪有。"

一路上跟着老公七拐八拐，总算在一个小巷子里找到一家东北菜馆。我看着简陋的门面，不禁向老公投去怀疑的眼神，这样的餐馆多是打发农民工的，只要量大就行，味道能行吗？

老公看出了我的质疑，拍着胸脯说："我保证好吃，网上的评分 9.9（满分 10 分），经济实惠又卫生。"

"人家给你广告费了呀？"我问他。

"没有，我出来前从网上查的。"老公得意地说。

算他有点心，我听了心里像开了朵花，就算是不好吃我也认了，女人求的不就是一个把自己放在心上的男人吗？

小餐馆的人还不少，每个人的桌子上差不多都摆着一个冒着白气的炖锅，看着就让人食欲大开。等了一会儿，我们要的菜就上来了，我就像一只饿极了的狼，拿着筷子夹起来就吃，结果第一口太烫了，烫伤了舌头。

老公一边为我倒凉白开水，一边承诺绝不跟我抢着吃，让我慢慢享用，然后就真的没有拿筷子，坐在对面看着我吃。等我吃得打了好几个饱嗝后，老公才端起碗，就着我剩下的残渣剩汤吃起来。

回去的路上，我一手挽着老公的胳膊，一手摸着撑得鼓鼓的肚子，感叹着生活怎么会如此美好。结果刚走到我家小区门口，胃里就翻起一阵恶心，我极力忍耐着，还是没能忍住，走着路就吐了出来。白色的米饭混合着红色的血肠，吐出来的东西半红不黑，看着就恶心。更恶心的是，因为是在平路上，呕吐物还溅到了我新买的鞋子上，还有裤子上。

老公见状，连忙跑到旁边的超市给我买了瓶水，然后就帮我拍背，等我不吐了，又拿纸巾将溅到裤子上的呕吐物擦掉。整个过程他没说一句话，做得那样顺其自然。连我自己看了都觉得恶心，他却丝毫不嫌弃。

然而老公的体贴，并未让我的胃觉得好受些。从中午吃完饭开始，一直到晚上睡觉前，我都快"住"在卫生间了，因为一直在呕吐。让我郁闷的是，我才吃了一碗米饭，怎么吐了这么多次，也没有吐干净。而我整个人，已经因为不停地呕吐筋疲力尽了。

看我整个下午一点东西都没吃，老公好心地给我煮了一杯牛奶，没想到我喝完后没两分钟，就把牛奶"交"给了马桶。"要不今晚我就睡卫生间吧，就抱着马桶睡。"我有气无力地对老公说。

"你现在胃里都空了，估计也吐不出什么了。赶紧上床睡觉，睡着了就不会吐了。"老公见我吐成这样，无比心疼地说。

真的吗，吐成这样不会做噩梦吗？我一边想着，一边进入了梦乡。

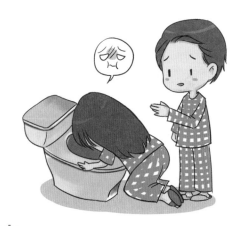

💜 姐妹淘心语——孕吐怎么办？

孕吐，是怀孕早期最痛苦的一件事情，几乎每天早晨都是从孕吐开始的。怀孕早期，由于子宫内胎盘产生的激素作用，导致胃肠道功能减弱，致使大多数孕妈妈出现恶心呕吐、食欲不振等情况，尤其是每天早晨和用餐后，情况更为严重。

有些孕妈妈担心自己吐得多吃得少会影响孩子的发育，所以吐完了就强迫自己继续吃。其实在孕早期，孕妈妈不必太担心孩子的发育，吃东西时可以顺其自然一些，只要是自己想吃的，不管是稀饭，还是榨菜，都可以吃。

只生不养的母亲不是真正的母亲。
——约·谢得

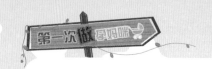

为了减轻孕吐的症状，最好将固体食物与液体食物分开食用，比如：在吃完馒头后，过一会儿再喝汤。每顿饭不要吃得过饱，每天吃2～3顿的加餐，少吃多餐，尽量不要引起呕吐。

如果孕妈妈胃里感觉不舒服，可以先暂时不用餐，等到感觉好受时再进食，避免吃一些味道浓烈的食物，如辛辣、油腻等特别刺激胃肠道的食物。另外，果仁、葡萄干、水果、番茄等都是有助于抑制恶心的食物，姐妹们可以常备在身边。

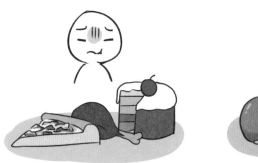
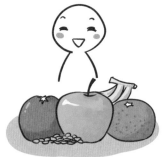

❀ 再见了，我的长发及腰

记得上大学的时候，特别喜欢《十里红妆女儿梦》中的两句诗：

"待我长发及腰，少年娶我可好。待你青丝绾正，铺十里红妆可愿。"

每当默默念起时，都会忍不住想象当自己长发及腰时，心目中的白马王子会驾着金黄色的南瓜马车来接我，然后我们一起走进教堂，在神父面前发誓相爱一辈子。后来，没有等到心目中的白马王子，却等来了程家乐先生。据他所说，第一次见到我，就被我长发飘飘的样子吸引了，认定我一定是一个柔情似水的女子，结果走进"婚姻的坟墓"后，才发现我是一个不折不扣的女汉子。

结婚以后，老公不止一次大呼自己上当了，说我是个"表里不一"的女人，有着一副柔弱的外表，却长着一颗比爷们还强悍的内心。尽管老公经常这样打击我，我依旧舍不得将自己的一头长发剪去。但是今天，我终于下定决心了，剪发，能剪多短就剪多短。因为我实在是受不了这段时间以来，自己疯狂地掉头发。

每天早晨洗完头发，都会发现地上一团一团的头发。那时刚买了一瓶新的洗发水，我还以为买到了假货。第二天我就气势汹汹地找到超市，让人家退货。人家当然不肯退给我，尤其当得知我是个孕妇后，就把原因全都归结到我怀孕上。后来想想也是，在没怀孕前，我一直用这个牌子的洗发水，很少掉头发。但是自从怀孕后，掉头发的情况越来越严重。最烦人的是每天早晨梳头发，一把梳子从头梳到尾，肩上、衣服上、还有地上，就全是头发。有一次，因为没有及时把掉的头发捡起来，结果堵到了下水道里，弄得整个浴室里都是水。

今天正好下班早，路过理发店时，我几乎没有任何犹豫就走了进去。一进门，就看见一排穿着黑衬衣黑裤子、发型特新潮的小伙子，对着我鞠了个90度的躬，"欢迎光临！请问您有熟悉的发型师吗？"

我看着眼前这一排长得像韩国偶像剧里男主角的小伙子们，竟然没出息地结巴起来："没……没有，我第一次到你们理发店。"

"那您想要剪发、烫发还是染发？"其中一个小伙子问。

"我就想剪发。"我回答。

"那您看下价目表，有38元、68元、98元的，您想选择哪个价位的？"

一向很少剪头发的我被这个价目表吓了一跳，以前不都是十五、二十的吗，怎么现在都这么贵了？但是既然来了，就不能再离开，否则就太丢人了。

38元的应该就是普通的理发师，与其在这里花这么多钱找个普通的理发师，还不如到其他店里找个20元的普通理发师，手艺应该不相上下。98元的又太贵了，万一剪得不好看，岂不是白花了冤枉钱？

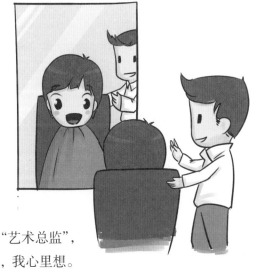

"68元的吧。"我回答，自认为这个价位自己还能接受。

"好的，您先去洗下头发，稍后我们会为您安排。"然后我就被一个头发像火鸡尾巴的小伙子领到了里间洗头发。

洗好头发后出来，已经有一位看似很儒雅的发型师在等着我了，我瞄了一眼他的胸牌，上面写着"艺术总监"，手艺应该不错吧，都总监级别的了，我心里想。

没有母亲，何谓家庭？——艾·霍桑

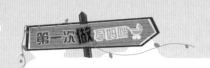

艺术总监先是看了看我的发质，然后说："你的发质很好，很柔顺，您想怎么剪？"

"我想剪短，但是不能烫染。就像孙俪那个发型，我就挺喜欢的。"我列举了一个明星，孙俪因为《甄嬛传》大红大紫，他应该不会孤陋寡闻吧。

"哦，那我知道了。"说完，艺术总监拿起一把剪刀，还没等我反应过来，一剪刀下去，我后面的头发就只剩下发根了。接着又是唰唰几剪子，我一下子就变成了秃小子一样的发型。想着自己留了多年的长发，我心疼得闭上眼睛，爱什么样什么样吧，现在木已成舟，容不得我后悔了。

当我再次睁开眼睛，艺术总监已经拿起吹风机帮我吹干了，吹风机停下来后，我简直都不敢认镜子里的那个人，这还是我吗？换了个短发，脸型竟然都有些改变了。左右对照着看了看，发现这艺术总监的手艺还真不是盖的，果真跟孙俪的发型很像。只不过我没有人家长得那么漂亮，但也算是能够驾驭这个发型。

"因为你之前束过辫子，现在一下剪这么短，发根的地方会有点翘，一个月以后你再来修一下，效果会更好。"艺术总监说。

"嗯嗯，知道了。很好，我很满意。"我回答说。

这时，老公也打来了电话："老婆，你怎么还不回来？我都要炒菜了。"

"快了快了，一会儿就到家。"挂断电话，交了钱，我就赶紧往家赶。一路上想着老公看见我这个样子的表情。

结果，当我走进家门，老公只是抬头看了我一眼，说了句："饭快好了，去洗手准备吃饭吧。"压根就没有留意到我的发型变了。一直到吃饭吃到一半时，老公才慢悠悠地来了一句："咦？你今天把头发剪短啦？嗯，还挺好看的。"唉，面对如此木讷的老公，我还能说什么好。

💛 姐妹淘心语——孕妈咪发质为何变化？

在孕期，由于内分泌发生变化，营养的补给也发生变化，孕妈妈的发质也会发生变化。有的孕妈妈怀孕前原本柔顺的头发，怀孕后则会变得毛躁脆弱，毫无光泽；有的孕妈妈原本乌黑发亮的头发，怀孕后则变得枯黄；大部分的孕妈妈，在怀孕初期，会发现头发变得多油；更严重者，怀孕后会出现掉头发的现象，使头发由稠密变得稀疏。

这些情况都会令孕妈妈感到十分烦恼。孕妈妈发质的改变一方面是由体内激素水平变化引起的，另一方面是由于营养失衡引起的。怀孕对于女性而言，是一个极大的消耗过程，自身的健康和宝宝的成长发育都需要补充大量的营养。如果孕妈妈在怀孕期间饮食单调、偏食，那么就不能满足自身和宝宝的营养需求，导致体内蛋白质、维生素和矿物质供应不足，从而影响头发的生长和代谢。

另外，怀孕期间情绪波动大，也是造成孕妈妈发质发生改变的原因。有些孕妈妈因为怀孕而产生了较大的心理压力，导致自己情感脆弱，容易焦虑，使得脱发的情况越来越严重。

想要改善这些情况，孕妈妈首先要在饮食上加强营养，保持舒缓平和的心态。当外面的天气不好时，要戴着帽子出门。尤其注意，不要让头发在烈日下暴晒。

同时，孕妈妈在怀孕期间，不宜烫染头发。如果头发干枯，孕妈妈就要减少洗发的次数，不要每天都洗。在选择洗发水时，要选择成分温和的洗发水，并且用量不宜过多。

⚙ 宝宝的"粮仓"要保护好

"天哪！你的胸怎么变这样了？"晚上，我像往常一样脱下衣服，准备去洗澡时，老公忽然冲着我惊呼道。

因为孕早期不宜有性生活，为了控制住自己，每天这个时候老公都在书房跟他的游戏"奋战"，今天不知是怎么了，不到睡觉的点，就躺在床上了。他这么一说，我赶紧低下头看自己的胸部，奇怪，怎么乳晕变黑了这么多？要不是老公发现，我还真没有留意过。只是最近偶尔会感觉到胸部有些胀痛，并未发现连颜色都产生了变化。

老公的话，让我感到十分难堪，我连忙抓起睡衣，挡住自己的胸部，一边走向卫生间，一边骂老公道："流氓，干吗偷看别人的胸。"嘴上虽硬，但是心里却很不舒服。在卫生间里，我对着镜子左照右照，发现乳晕不知道什么时候变大了，而且还变黑了，显得特别难看。在这之前，我虽然不是"波涛汹涌"，但也不是"飞机场"。人们都说有了性生活的女性，胸部的乳晕

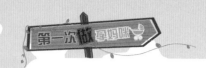

就会变黑，但我一直是有些深的粉色，就像少女一样，这是我一直引以为傲的。可是现在怎么变成了这样？难道是因为怀孕吗？

我边想着边洗澡，洗到胸部时，我用力搓了搓，希望能将乳晕搓回到原来的颜色，结果不但颜色没有褪下去，还发现了乳晕有一些龟裂。这个发现让我更郁闷了。草草地洗完澡，就穿上睡衣出来了。

刚躺在床上，老公同样的问题又问了一遍："你的胸怎么会变成那样？"

看着他一脸好奇的表情，我扭过身，把屁股对着他说："还不是给你们程家怀孙子怀的。"

"那生完孩子还能变回来吗？"老公问道。

"我哪知道！"这家伙真是哪壶不开提哪壶，难道他不知道我已经因为这个产生自卑心理了吗？

"哎呀呀，这下可变成了中年老妇女了。"老公幸灾乐祸地说。

"你说什么？"说完，我一个枕头扔向了老公。

老公没想到他一个玩笑话竟然让我生气了，再看看我马上就要掉出来的眼泪，连忙向我赔礼道歉。

"好老婆，我就是跟你开玩笑的，你还至于生气吗？"

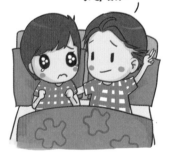

"人家整天吐来吐去的，本身就够难受的了，你现在还嫌弃我，觉得我变老了，变丑了。要不是为了给你怀孩子，我能变成这样吗？"我越说越委屈，大有一副眼泪要倾盆的架势。

这一下吓坏了老公，连忙揽过我说："我那是逗你的，我向灯管发誓，不管你变成什么样，我都爱你。"虽然他的表情一点也不严肃，但是听到这样的承诺，我心里还是好受了许多。

💗 姐妹淘心语——孕妈咪乳房会有什么变化？

对于怀孕的姐妹们而言，宝宝的到来除了能带来惊喜以外，还会让你的体型发生变化。孕妈咪的肚子会随着孕周的增加而逐渐变大，乳房也会产生相应的变化。

乳房胀痛

从受精卵在体内着床那一刻起，孕妈妈的乳房会随着宝宝的发育一起变化，为的就是能够适应分娩后哺乳的需要。这时候，孕妈妈会发现乳房变得十分敏感，还会有胀痛感，这是由孕妈妈体内的激素水平升高所引起的。乳房胀痛的情况通常会在怀孕3个月后有所好转。

如果乳房的胀痛感给孕妈妈带来了苦恼，孕妈妈可以试着用热敷、按摩等乳房护理方式来缓解。但是由于这一时期乳房非常脆弱，所以在护理过程中动作要轻柔，避免损伤乳头。

乳房变大

为了让宝宝出生后有足够的奶水吃，孕妈妈的乳房会慢慢胀大。在孕早期，乳房的增长会比较快，孕中期增长变慢，到了孕晚期还会增大。为了适应乳房的大小，孕妈妈应该根据胸部的变化，选择合适的文胸。

❶ 选择舒适的孕妇专用文胸。在孕期，孕妈妈的乳房是从下半部往外扩张的，增大情形与一般文胸比例不同，因此，应该选择专为孕妇设计的文胸。这类文胸多采用全棉材料，质地柔软，罩杯、肩带等都经过特殊的设计，不会压迫乳腺、乳头，也就不会造成乳腺炎。

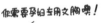
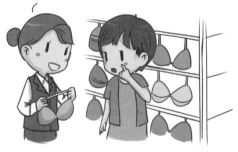

❷ 及时更换不同尺寸的文胸。因为怀孕期间乳房的重量增加，下胸围加大，必须给予恰当的支持与包裹。如果文胸尺码太小或过紧，会影响乳腺的生长和发育，还会与皮肤产生摩擦而使纤维织物进入乳管，容易造成产后无奶或少奶。如果选择了超过自己乳房实际大小的宽松文胸，会破坏乳房内的纤维组织，导致乳房下垂。所以，孕期不能为了图省事，而选择一个尺码的文胸用到底。

母亲的心是儿女的天堂。——意大利谚语

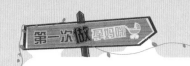

❸ 不要选择钢托的文胸。如果买的文胸不合身或是用普通的钢托文胸，都有可能会导致乳腺导管堵塞或乳腺炎，从而无法产奶。

❹ 根据医学专家的建议，怀孕的姐妹们不宜使用以下几种文胸：

★ 原料中加磁，有磁疗功能的文胸；

★ 添加中草药，有药疗功能的文胸；

★ 具备理疗功能的远红外线文胸；

★ 化纤文胸及羊毛文胸。

乳晕变黑

怀孕后，在体内的雌激素、泌乳素及黄体酮的刺激下，乳晕因皮脂腺的增加而有所扩大，而且有色素的沉淀，最终造成乳晕变黑。哺乳期过后，乳晕会逐渐变小，颜色也会变浅，但是不一定可以恢复到怀孕前的样子。

有些姐妹们担心乳晕变黑影响身体的美观，于是采用各种方法漂白乳晕。这种做法是不可取的，因为这不但会对乳房造成伤害，也会影响宝宝日后的哺乳。如果想要护理乳房，可以选择用植物油涂敷乳头，当乳头表面的积垢和痂皮变软后，再用香皂和热水洗净乳头就可以了。

⚙ 早点建档，早点安心

早晨在小区里散步的时候，碰到一位准妈妈。她的肚子看起来比我的大，我想应该比我怀孕早。一聊天才得知，我们两个怀孕的月份差不多，只是人家的肚子已经微微隆起了，而我的还扁扁的。

"你去医院建档了吗？"她问我。

"还没去呢，这事不着急吧。"我以为建档什么时候去都行，当时问医生，医生的态度也是如此。

"话不能这样讲的，这些事情呀，早点搞完，早点放心。建档以后，每次你去医院检查，医院就有你的档案了，医生看起来也方便些呀。"这一定是个上海姑娘，说起话来软绵绵的。我本人最经不住这种说话语气了，就像是在求我一样。于是连忙应承下来："那我今天就去吧，正好我老公也休息。"

"那你今天吃早点了吗？"她问道。

"吃了呀，就是吃了早点，才出来散步的。"我搞不清楚建档和吃不吃早点有什么关系，难道这姐妹儿还想请我吃个早点不成，我心里想。

"那你今天去不了，去医院建档还要体检的，而体检要求空腹。你还是明天再去吧。"原来如此，看来也只能明天再去了。

第二天一早，我连水都没敢喝，就和老公一起到了医院，在窗口挂号后，就直奔产科。得知我们是来建档的，护士先引领着我测量了血压和体重，然后进入建档专门用的房间，在里面填写了相关资料后，一位医生问了一些相关的问题后，又检查胎心是否正常。这是我第一次听到宝宝的心跳声，"咚咚咚"的像敲鼓一样。老公也很激动，探着头一个劲儿地问医生："这是我儿子的心跳声吗？怎么跳得这么快？"

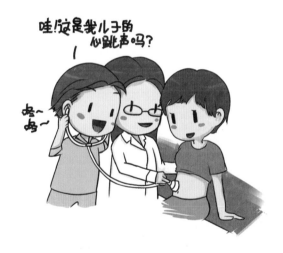

看着我俩一副没见过"世面"的样子，医生笑着说："是胎儿的心跳声，1分钟能跳150多下呢，这是正常的。"说完，就给我们开了单子，去缴费处缴费后，还要再做其他检查。

因为听到了宝宝的心跳声，就连去缴费都觉得格外激动。

第一项检查就是空腹验血，包括：甲状腺功能常规检查、血常规、葡萄糖（空腹）测定、肝肾功能、梅毒螺旋体特异抗体测定、艾滋病（HIV）抗体测定、乙肝三系定性检查、丙型肝炎抗体测定等。

测血型时，我才知道自己是O型血。因为我是O型血，老公也挨了一针，结果显示他是B型血。我还要再做一次血液检查看是否有抗体，不过再做这项检查时，就不需要空腹了。如果老公也是O型血，我就不需要再做这项检查了。

慈母泪，有化学分析不了的高贵而深沉的爱存在其中。——英国谚语

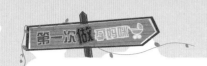
　　为了做这一系列的检查，我总共抽了 4 管血，在怀孕前我就有轻微的贫血，这下不知道会不会贫得更厉害呢，我在心里偷偷地想。

　　验完血后，就是尿样检测。这个特别麻烦，为了不让白带残留在尿杯中，必须取中段尿。本来就是空腹来的，滴水未进，我哪能有那么多尿呀。所以我尿得格外小心，不敢一下子一泻而出，生怕尿没了，却没取到尿液。

　　虽然最后取到的尿液不多，但是足够用了。在取尿前，医生还特地问我前一天有没有清洗过阴部，因为孕妇的白带比一般人多，如果将白带残留在杯中，很容易造成某些值偏高，导致检查结果不够准确。还好我一直很注重个人卫生，要不又很麻烦。

　　最后做的是心电图，就跟以往的体检一样。我本来以为还要做 B 超，但是医生没有给开单子。虽然我很想通过 B 超知道宝宝现在在腹中的情况，但是做不做这种检查还是听医生的比较好。

　　三个检查的结果都出来后，我们拿着报告单再次回到了建档室。那个医生告知了我们基本的检查结果后，建档的手册就留在医院里了，而我换来了一张卡，卡上有我的名字和编号。

　　最后令我惊喜的是，医生还免费赠送了我三堂孕妇课程，分别在孕早期、孕中期和孕晚期，对我这个第一次怀孕的孕妈妈来说，这就相当于"雪中送炭"呢。

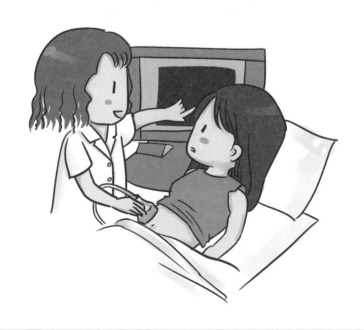

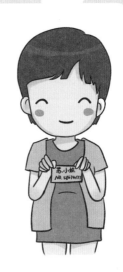

💗 姐妹淘心语——趁早建档哦！

建档对于怀孕的姐妹们来说，十分重要。

对于建档，不同的医院有着不一样的标准，但通常都规定在孕早期，所以尽早在医院建立档案，孕妈妈就能早点放心。同时，建档还有个好处，就是能够详细地记录孕妈妈从怀孕到临盆每次的检查情况，这样便于医生了解孕妈妈在整个孕期的身体情况，也避免做一些不必要的重复检查。在一定程度上，建档还能够减少医疗事故的发生，保证孕妈妈与腹中胎儿的安全。

三月胎教指南——抚摩胎教

孕妈妈腹中的胎儿，除了通过听觉与母体内外的环境发生联系以外，触觉也是接受信息的一种途径。用胎儿镜做检查时，人们发现胎儿的手会抓深入宫腔内碰触他手的胎儿镜，脚在被胎儿镜碰触时会立即避开。研究证实，给胎儿触觉的信息能刺激胎儿神经系统的发育。因此，有些专家据此制定了"抚摩胎教法"，通过对胎儿进行皮肤触觉的刺激，来激发胎儿的运动积极性和使胎儿获得爱抚。在抚摩的过程中，胎儿的躯体感觉神经中枢的细胞在传递这些触觉神经冲动时得到发展，伸展出更多的树突，以建立更多的突触联系，使大脑网络更加丰富。

当怀孕3个月的时候，胎儿已初具人形，可以感应外界的压、触动作。孕妈妈可用手轻柔地抚摩下腹部，也可以在摇椅中轻轻摇动，通过羊水的震荡给予胎儿压、触的刺激，促进胎儿神经系统的发育。当孕妈妈隔着母体触摸胎儿的头部、臀部和身体的其他部位时，胎儿会做出相应的反应。婴幼儿天生是需要爱抚的，有规律的抚摩胎教，就像是妈妈与胎儿的对话一样，可以形成良好的反应与互动。

抚摩是孕妈妈与胎儿之间无声的语言，通过对腹部的抚摩，孕妈妈传递给胎儿的是一份浓浓的母爱。抚摩胎教在妊娠3个月时开始进行，在胎儿胎动激烈时或在各种胎教方法之前都可应用此法。

母亲的击打决不会使孩子残废。——犹太谚语

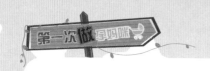

准备工作

抚摩胎儿之前，孕妈妈应排空小便。抚摩胎儿时，孕妈妈要尽量避免情绪状态不佳，应保持稳定、轻松、愉快、平和的心态。进行抚摩胎教时，室内环境要舒适，空气要新鲜，温度要适宜。

合适的姿势

孕妈妈仰卧在床上，头不要垫得太高，全身放松，呼吸匀称，心平气和，面部呈微笑状，双手轻放在腹部，也可将上半身垫高，采取半仰姿势。不论采取哪种姿势，都一定以孕妈妈感到舒适为准。

方法

双手从上至下，从左至右，轻柔缓慢地抚摩胎儿。反复 10 次后，用食指或中指轻轻抚压胎儿，然后放松。也可以在腹部松弛的情况下，用一个手指轻轻按一下胎儿，来帮助胎儿做体操。有时胎儿会立即有轻微胎动以示回应；有时则要过一阵子，甚至在几天后才有反应。

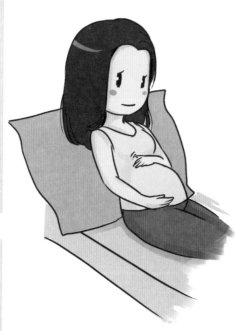

当轻柔缓慢地抚摩胎儿的时候，孕妈妈可以想象自己的双手真的在爱抚可爱的小宝宝，此时孕妈妈的心里一定会有一种喜悦和幸福感。孕妈妈也可以深情地默想："宝宝，妈妈真爱你！""宝宝真舒畅。""宝宝快快长，妈妈等你出来玩。"这个抚摩体操适宜在早晨和晚上做，每次时间不要太长，5～10分钟即可。

PART 5

怀孕第四个月——
第一次不担心小腹变大

孕四月，孕妈咪的早孕反应基本消失，腹部微微隆起。此时，孕妈咪流产的可能性减少，但仍需小心谨慎。孕妈咪需要暂时告别化妆品和高跟鞋，注意饮食营养，适量运动，练习简单的孕妇瑜伽，可以选择短途旅行放松心情。

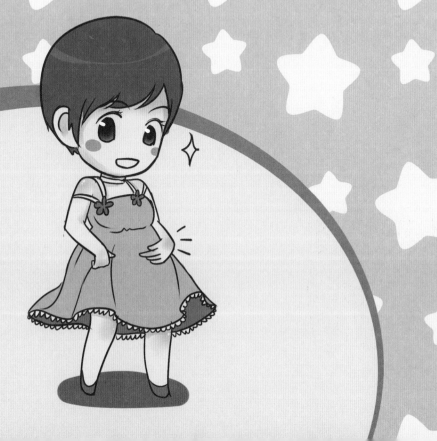

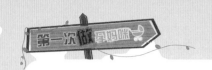

 怀孕第四个月——第一次不担心小腹变大

❀ 到处显摆我的肚子

进入孕四月后，我的肚子终于微微隆起了。每天最喜欢做的一件事情，就是将上衣的下半部分掀起来，对着镜子看自己的"大肚子"。一边照，一边想象着肚子里面的小人在做什么。看书上说，四个月的胎儿小手、小脚已经能做些微小活动了，只可惜我还感觉不到。但是有了"大肚子"后，我总算是有一丁点当"妈妈"的感觉了。

除了"自我欣赏"以外，我还不忘跟别人"展示"。第一个被强迫"欣赏"的人，当然就是我老公了。第一次，老公还像发现了新大陆一般，又是趴在肚皮上听，又是用手摸；第二次，兴趣就减半了；第三次，就完全视我为"空气"了，不管我再如何故意挺着肚子，用手托着腰在他面前晃荡，他都像没看到一样。对他这种忽视我们"娘俩"的行为，我十分不满。

第二个炫耀的对象，就是我老妈。在老妈面前，我大有一种"翻身农奴"的感觉，被她管了二十多年，现在我也当妈了。一开始，老妈还会惊呼："呀，显怀了！有动静没有？"后来，当老妈看习惯后，就不再关注我的肚子了。有时候我故意在她面前挺着肚子走来走去，却遭来她的嫌弃："哎呀，别在我眼前晃来晃去的，晃得我眼晕。"

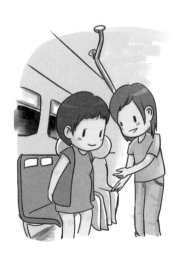

在婆婆面前，我倒不用怎么炫耀，相比较之下，婆婆似乎是最关心我肚子的人。每次我跟老公回家吃饭，一进门，婆婆做的第一件事情，就是摸摸我的肚子，然后说："我看看又长了没。"也只有在婆婆这里，我才能彻底感受到"被重视"。

我一直在想，什么时候我能享受到孕妇的待遇呢？比如：在公交车上有人让座之类的。结果我就真的享受到了孕妇的待遇。那天下班后，我照例走进地铁，站在了一个留着长发的男人身边。站的时间一长，我就感觉腰有些酸，就直了直腰，这一直就暴露了肚子，正巧被长发男人看到，于是他连忙站起身来，将座位让给了我。坐地铁这么多年，除了有一次因脚扭了打着石膏上地铁被让座以外，这还是第一次在我四肢健全时，有人给我让座。我顿时有了一种受宠若惊的感觉。

而这仅仅是个开始，从这以后，我发现给我让座的人越来越多。有时候连头发已经有些花白的大妈大爷都给我让座。我原本还在担心，等肚子越来越大，上班就会很困难。现在完全不用担心了，别人一看我是孕妇，都十分照顾我。每天感受到这些来自陌生人的关爱，我都倍感温暖。我想等将来宝宝出世后，宝宝也会是一个充满爱心的人。

姐妹淘心语——孕四月指南

进入孕四月，孕妈妈就算是进入了孕中期。此期间也被称为稳定期，因为此时胎盘已经形成，流产的可能性减小。另外，孕吐等妊娠反应基本已经结束，孕妈妈的心情和食欲都有所恢复。

同时，孕妈妈的乳房开始迅速增大，子宫如小孩的头部一般大小，从外表上，已经能够看出"大肚子"的模样。腹部和乳房的皮下弹力纤维因为受到拉力而产生断裂，导致有的孕妈妈在这些部位出现暗红色的妊娠纹。如果此时孕妈妈进行适当的锻炼，可以增强皮肤对牵拉的抵抗能力，增加皮肤的弹性，减少妊娠纹发生的概率。

大约在孕15周时，宝宝就已经具备了人的外形，骨骼和肌肉日渐发达，手和脚可以做些微小的活动，内脏发育大致完成，可用多普勒听诊器测心音。这个时候，宝宝的性别从外形上就能区别开了。

猜猜我是男孩女孩！

母爱最高尚。——德国谚语

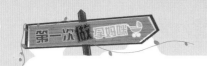

⚙ 素颜就很美

小乔打电话告诉我说，周六有一个高中同学聚会，问我要不要去参加。自从怀孕后，我已经很久没有过"集体生活"了，小乔的电话让我顿时来了精神，"去啊，为什么不去？我们两个大肚婆一起去。"

"哈哈……我也是这样想的，让他们看看我们深厚的友谊。"小乔在电话的另一边，一定是笑得花枝乱颤。

周六一大早，我就起床了，心里盘算着还好现在肚子不大，大部分衣服都能穿。我挑了一件韩版的雪纺连衣裙，外面搭了一件牛仔马甲，然后就坐在了梳妆台旁边，准备给自己画个美美的妆。大部分时间我都是素颜，只有碰上隆重的场合时，我才会化妆修饰一下自己。

先给脸上扑点化妆水，然后涂上补水霜，接着打上一层薄薄的粉底，画上眼线、眼影，将眉毛的形状修一修，最后扑一点腮红，整个人看起来精神了许多，一点也没有了孕妇的邋遢样。最后，我又喷了一些发胶在头发上，将头发抓得蓬松一点，更有明星气质了。我欣赏着镜子里的自己，得意地想。

化好妆，我就坐在客厅的沙发上等小乔来接我。小乔嫁个富二代，生活就是不一样，一结婚就有车有房。而我和老公，将父母全部的积蓄都拿了出来，才够买房的首付，每个月要生活，还要还贷款，根本没有多余的钱买车了。有的时候，也会小小地羡慕一下小乔的生活，但是大多数的时候我还是很满足的。因为小乔的老公从来都没有亲自下厨给小乔做过一顿饭，而我几乎每天都会吃到老公做的饭菜。生活有时候就是一种选择吧，就看自己更愿意过哪一种了。

正在胡思乱想之际，小乔的电话打了进来，她已经在楼下等我了。我三步并作两步跑下楼，拉开车门就准备上车。

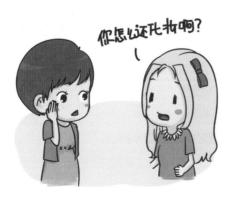

你怎么还化妆啊？

"你怎么还化妆？一点当妈的样子都没有，赶快上去洗了。"小乔对着我喊道。

"怎么不能化妆啦？"我一脸疑惑，同时观察小乔，她脸上果然一点妆容的痕迹都没有。

"那当然了，你难道不知道化妆品里都是含重金属的？万一对宝宝产生影响怎么办？"小乔对我说时，一副恨铁不成钢的样子。

"啊，那你怎么不早说？"一听说会对宝宝有影响，我吓得大惊失色，车门都来不及关，就跑回了家，一进家门就直奔卫生间，用卸妆油洗了两遍脸，直到脸皮都洗得有些发红才算作罢。

老公在一旁冷眼看着这一切，说："我就说，不就参加个同学聚会嘛，你还化妆。你费了半天劲儿，最后还是得洗掉。要我说，你就别去参加了。你这天天吃啥吐啥的，去了又吃不好，还不如在家给我做饭呢！"

我懒得搭理他，狠狠瞪了他一眼算是反驳后，就再次跑下了楼。

到了聚会指定的地点，我发现大部分的同学都到了。大家坐在一起聊天、吃喝，我感觉很久都没有这样开心过了。聚会结束后，大家都有些意犹未尽的样子。后来不知道是谁提出下个星期到顺义自助游，这个建议得到了大家的一致赞同。我心想太好了，看来下周又有地方玩了。

姐妹淘心语——孕妈咪要暂时告别化妆品哦！

爱美是女人的天性，有的姐妹不化妆不出门。怀孕属于特殊时期，孕妈咪的抵抗力会下降，用化妆品会威胁到孕妈咪和胎儿的健康。

染发剂

过度频繁接触染发剂不但会引起皮肤癌，还会引起乳腺癌。如果孕妈妈在怀孕期间染发，很可能会导致胎儿畸形。

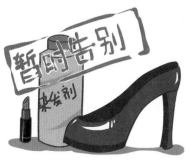

冷烫精

怀孕期间，孕妈妈的头发会变得十分脆弱。如果在这个时候使用冷烫精，会加剧脱发的情况。而且，冷烫精还会影响胎儿的正常生长发育。

口红

口红是女性在日常生活中不可缺少的化妆品。口红是由各种油脂、蜡质、颜料和香料等成分组成。其中，口红的组成成分羊毛脂除了会吸附空气中各种对人体有害的重金属微量元素以外，还可能吸附大肠杆菌。如果孕妈妈涂抹了口红，空气中的一些有害物质就会被吸附在嘴唇上，然后随着唾液进入体内，容易让胎儿受到影响。

母爱之爱，春天常在。——法国谚语

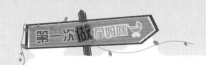

高跟鞋

除了化妆品以外，孕妈妈在怀孕后，也尽量不要再穿高跟鞋。虽然穿上高跟鞋会让女人更有女人味，但是它对孕妈妈的危害却不容小觑。

首先，怀孕后身体会变得笨拙，而高跟鞋稳定性差，很容易让孕妈妈跌倒或是崴脚。这些不但会对孕妈妈自身造成伤害，也会对胎儿产生威胁。其次，穿高跟鞋会使人体前腿弓，后腿绷，易造成腰背肌劳损，导致慢性腰痛。最后，穿高跟鞋还会使骨盆各径线发生变异，不利于分娩的正常进行。

所以，为了自身的健康和宝宝的安全，孕妈妈最好选择软底布鞋或旅游鞋，这类鞋有良好的柔韧性和易弯曲性，穿着舒服，可以减轻孕妈妈的身体负担。

❖ 上辈子我一定是"饿死鬼"

去参加同学聚会前，老公还说我"吃啥吐啥"。同学聚会那天，可能是心情好，我吃了不少"山珍海味"后，竟也没有觉得不舒服，而且一整天都没有恶心呕吐的感觉。

没想到，自从那天开始，恶心呕吐、胃酸胃胀的情况居然一去不复返了。仿佛就在一夜之间，我尘封了三个多月的胃口被打开了，变成了一个名副其实的怎么也吃不饱的"饿死鬼"。

早晨一屉小笼包，一碗馄饨外加一套煎饼果子。到了上午十点，我肚子就有一种空了的感觉，看见什么都想吃。可是一想马上就要到饭点了，就准备再坚持坚持。当时针一指向十二点，我就立刻冲下楼，在楼下的众多餐馆前徘徊。到底吃什么呢？麻辣香锅？过桥米线？米饭套餐？汉堡包？粥？面条？简直太难选择了，因为我哪个都想吃。最后到肯德基买了一个汉堡，然后到快餐店要了一份红烧肉套餐，吃得精光后，又喝了碗汤填填"缝"。

本以为这一顿饭吃下去，肚子怎么也能支撑到下午下班。结果下午四点多时，距离下班还有一个多小时，我就饿了。此时不知道是谁在吃饼干，闻着像是柠檬味的饼干，我感觉自己的口水都要流下来了，但是又不好意思走过去向人家要两块吃，只能一杯接一杯地喝柠檬水。

好不容易等到了下班，在等公交车的时候，看见路边有卖煮玉米的，我也管不了是不是干净，先买了一个垫垫肚子。回到了家，见老公还没做好饭，又看见桌子上放着刚洗好的苹果，一会儿两个苹果就进了我的肚子。等老公把晚饭做好了，我又吃了一碗米饭和很多蔬菜。

晚上躺在床上，一时兴起跟老公聊天聊到了快十二点，准备睡觉时，肚子忽然发出"咕噜咕噜"的声音，又饿了。可是都这个点了，再起来吃饭吗？最后老公说："要不你喝袋牛奶吧，还对睡眠有好处。"这是个好主意，不出一分钟，一袋牛奶就进了我的肚子。

第二天上班，我有了经验，一早离开家时，我就把苹果、饼干、牛奶、核桃等零食装了满满一包。每当不到饭点，却感觉饿的时候，我就吃个苹果，剥个核桃，如果实在饿得厉害，就喝袋牛奶，吃两块饼干。

这样吃的后果就是，我的体重长了整整10斤。脸变圆了，腰变粗了，走起路来时，大腿都有相互碰撞的感觉。猛增的体重让我有了危机感，这才怀孕四个月，照这样的速度增长下去，等生的时候，岂不是要变成"煤气罐"般的身材？

💜 姐妹淘心语——孕妈咪也要控制体重哦！

妊娠反应过后，孕妈咪的胃口会变好，常常会有突然想吃某种食物的冲动。这时候孕妈咪应少吃面食，少吃油腻的，少吃油炸物和甜食；少吃多餐，饭尽量吃到八分饱，饭后半个小时吃水果，可以多喝些鱼汤，多吃些蔬菜。

整个孕期，孕妈咪的体重增长 10 ~ 12.5 千克是正常的，增长过多或过少都不好。孕早期，由于妊娠反应，有的孕妈咪体重还会下降。当妊娠反应过后，进入孕中期，孕妈咪的体重每周稳定地增加 350 ~ 400 克。如果孕妈咪体重增长过快，

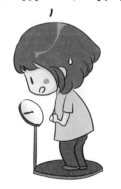

一定是我上秤的方式不对！

母爱只有做母亲的才知道。——沃·蒙塔古

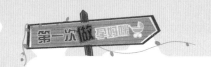

则容易引起妊娠期高血压疾病、妊娠期糖尿病、巨大儿等问题的发生；如果孕妈咪体重增长过少，则会增加早产、小于胎龄儿等问题发生的概率。

⚙ 重新开始练瑜伽

有段时间为了减肥，我和小乔报了一个瑜伽班，结果练了没几天，就被那种要把自己脚放到脑袋后面的高难度动作给吓得打了退堂鼓。昨天偶尔听一位同事说，孕妇做瑜伽，能够为顺产和产后身材恢复打下良好的基础。于是，我再次决定走进瑜伽班，不同的是，这一次去的是孕妇瑜伽班。

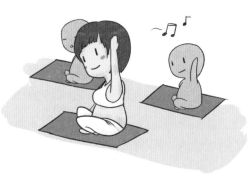

孕妇瑜伽班的动作比起一般的瑜伽动作要简单好多，我觉得大部分孕妇都能做到，而且瑜伽老师会一边做动作示范，一边讲解该动作的好处。

第一个动作：绕手腕

首先将手臂平举，五指并拢做钩状。然后上下活动，一上一下为 1 个回合，共做 10 个回合。接着是从前方开始绕手腕，绕 10 圈，前方绕完后方绕，也是绕 10 圈。据说这个动作可以预防和缓解手臂的紧张和酸痛感。

第二个动作：下蹲动作

首先，用双手抱住肚子前方。没有大肚子的瑜伽老师做这个动作时特别搞笑，就像是抱了一个看不见的大西瓜。让我们抱住肚子，估计是怕有些肚子太大的孕妇重心不稳吧。然后呼气、下蹲，对孕妇而言，蹲下算是高难度动作了，好在并不用蹲得太低，根据自己的承受能力来就好。保持下蹲姿势时，要进行一两个呼吸，然后再吸气站起。此动作重复 10 次。这个动作可以锻炼腿部的肌肉，预防和缓解孕晚期大腿根部的紧张和酸痛感，同时能够锻炼骨盆的肌肉，对顺产十分有利。

第三个动作：肩部旋转

首先，将双手分别搭放在双肩上。肩部先是从前往后转动，双肘到胸前时，要尽量靠拢，然后转 16 圈。接着就是从后往前转动，同样双肘在胸前时要尽量靠拢，也是转 16 圈。这个动作可以预防和缓解肩部及背部的紧张和酸痛感。

第四个动作：扭胳膊

先将双臂伸直，然后右胳膊搭在左胳膊上，两手手心相对合拢。接着稍微下蹲，右脚搭在左腿上，扭转后用右脚的脚背钩住左小腿肚。保持这一姿势，直到腿部有微微发酸的感觉。接着左右对换，将此动作再重复一遍。这个动作可以放松肩部和胳膊，缓解肌肉的紧张和酸痛感。同时，此动作还能够增强腿部的力量，对缓解孕晚期腿部的紧张和酸痛感有很好的效果。

第五个动作：盘腿下压膝盖

要像观音菩萨坐在莲花座上一样，盘腿坐好，然后用双手将膝盖尽量下压。对于月份比较大的孕妇，瑜伽老师会让她们背后靠一个靠垫，身体微微向后倾，做起来就容易些。这个动作可以锻炼骨盆，放松神经，有利于顺产。

第六个动作：转脖子

先是向左转，然后再向右转，一左一右，共做 10 次；接着是头向左边偏，尽量用左耳朵去贴左肩膀，然后是向右偏，用右耳朵贴右肩膀，一左一右，共做 10 次；再接着是低头和抬头，低头时下巴尽量贴锁骨，抬头时，尽量去贴背部。这样一上一下，共做 10 次；最后是以颈部为轴心，转动头部，共转动 16 次，然后换方向，同样的动作再做 16 次。这个动作可以预防和消除孕期的眩晕和头痛，缓解颈部、肩部的疲劳。

第七个动作：猫式伸展

像猫咪一样，双膝弯曲，双手伸直，趴在瑜伽垫上，然后呼气的时候拱起背部，吸气的时候抬起头，背部尽量向下，屏气 5 秒钟左右。一呼一吸为 1 个回合，共做 10 个回合。这个动作可以锻炼背部的肌肉，缓解孕晚期可能产生的腰背部酸痛。

第八个动作：旋转脚踝

坐在瑜伽垫上，双手撑住身体。首先向前紧绷脚背，再向上尽量勾起，共做 10 次；然后顺时针转动右脚踝 10 圈，再逆时针转动 10 圈；接着换左脚，同样的动作再做一次；最后是左右脚踝同时转动，顺时针和逆时针各转 10 圈。这个动作能够放松腿部的肌肉，缓解孕晚期腿部的紧张和酸痛。

孩子是母亲的生命之锚。——荣福克勒斯

87

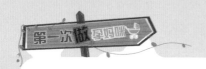
第九个动作：锻炼骨盆

平躺在瑜伽垫上，双手放在身体的两侧。首先屈起右膝，尽量倒向身体的左侧，然后再向身体的右侧打开，如此 1 个来回，共做 10 次；接着换左腿，同样的动作，也做 10 次；最后是屈两膝，先尽量向身体左侧倾斜，然后在倾向右侧，如此 1 个来回，共做 10 次。这个动作可以放松骨盆的肌肉，对顺产有好处。

最后的结束动作：冥想

首先平躺在瑜伽垫上，双手五指并拢成钩状放在胸部。通过腹式呼吸法（吸气时，鼓起肚皮；吐气时，让肚子瘪下去），冥想一些美妙的画面。此动作可以放松神经，缓解孕期的紧张情绪，还有助于消除孕期的便秘。

跟着练了一个多星期后，我每天都感觉自己神清气爽。结果这件事被老公那张大嘴透露给了婆婆和老妈，两个老太太一听说我挺着大肚子还去练瑜伽，立刻像炸开了锅，"你这孩子怎么这么不懂事，那瑜伽动作万一抻着了肚子怎么办，万一造成孩子流产怎么办？以后都不许去了，听见没有？"

面对两位妈的苦心劝导和威逼利诱，最终我只能选择投降，瑜伽班我可以不去，但是总不能阻止我每天在家里自己锻炼身体吧。虽然家里的环境没有瑜伽教室那么好，但是为了顺产和保持身材，还有安抚那俩怎么也说不通的妈，我只好将就将就了。

♥ 姐妹淘心语——孕妇瑜伽好处多多哦！

说到瑜伽，姐妹们首先想到的就是高难度的动作，其实那些高难度的动作也只有少数的瑜伽专业人士才做得到。大多数瑜伽动作还是很简单的，有

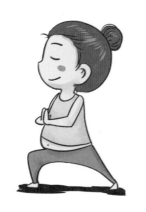

一些比较适合怀孕的姐妹们练习。

孕妇做瑜伽，除了可以为顺产和身材恢复打下良好的基础以外，还能够改善血液循环，缓解孕期身体不适。做瑜伽还能够加强腹部肌肉力量，帮助孕妇在生产的过程中缩短产程。练瑜伽在锻炼身体的同时，还能够帮助孕妈妈得到心灵的修炼，让孕妈妈在孕期心态更加平和，减少焦虑，集中注意力，同时建立起自信心，不必担心自己产后的身材恢复。

与此同时，孕妈妈练习瑜伽，对宝宝也有好处哦。瑜伽的动作可以给胎儿适当温和的刺激和按摩，从而增加宝宝对外界的反应。将来宝宝出生后，会更加灵活敏锐。

⚙ 妈妈带你去旅行

上次同学聚会，大家说好了周六一起到顺义旅行，所以整整一个星期，我都盼星星盼月亮地等待着周六的来临，并且从周三就开始准备自己出行要带的东西。

换洗的衣服自然不必说，遮阳伞遮阳帽也是必需品。还有防晒霜，这次我长了记性，专门到母婴店买了孕妇专用的防晒霜，这次用起来应该不会对宝宝有影响了吧。

终于到了周六，有车的同学们都把自己的车开来了，每个车上坐三四个人，再放一些行李，大部队就出发了。一出了城区，空气就好了起来，远离了汽车尾气的味道，人的心情都变得不一样了。看着窗外的绿树红花，我轻轻地抚摸着肚皮，在心里悄悄地对肚子里的宝宝说："宝贝，你看，那是柳树，那是雏菊，远处的是大山哦。过一会儿，我们就要穿过那座大山了。"

大约开了一个小时的车，就到了顺义区。没有了高楼大厦，没有了车水马龙，处处都透露出一种古朴的味道。平时在写字楼里待久了，一下子接触到了大自然，大家都显得很兴奋。当车子终于到达汉石桥湿地时，每个人都争先恐后地下了车，大口大口地呼吸着新鲜的空气。

我站在水边，欣赏着眼前的美景。清澈的水面，郁郁葱葱的树林，百花争艳，水鸟鸣啼，微风拂过，芦苇摇曳，此起彼伏，犹如浩瀚的大海一般。欣赏够了，我才想起拿出相机，将这美景定格在照片里，同时也不忘了对腹中的小宝宝说："宝贝，你看到那芦苇荡了吗？在河北的白洋淀，也有这样一大片芦苇荡，我们曾经在那里把日本兵打得晕头转向呢。"

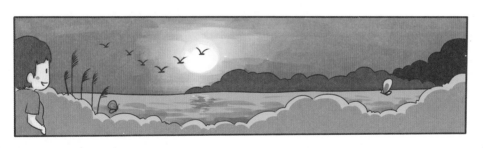

我真是一个爱国的妈妈，带着"宝宝"旅行的同时，还不忘进行爱国教育，将来我的宝宝一定是个爱国的好孩子，我自豪地想。

湿地旁边，有用木头搭建的栈道，走上去吱吱呀呀地直响。这个结实吗？会不会走着走着突然断掉呢？我突然有些害怕地想。连忙低下头看看这桥的构造，结果却看到了鱼儿在水中游来游去。水中间还有一个鸟岛，老远就能看见鸟儿飞来飞去。

到了观鸟厅后，我看得格外仔细，并且都记在心里，心里想着：将来宝宝出生后，会不会不用教，就知道这是什么鸟，那是什么鸟？如果宝宝有这方面的天分，那一定是我胎教的结果。

到了晚上，我们就在空地上支起了户外帐篷。男同学在水边钓钓鱼，女同学则围着火堆坐在一起聊天。时间很快就过去了，周日一早，大家就收拾东西准备回市里了。周一还要上班，玩了一整天，是该早点回去休息了。

♥ 姐妹淘心语——孕妈咪也可以去旅行哦！

对于怀孕的姐妹而言，最安全的做法莫过于足不出户，但是这样的生活未免太过乏味了。到大自然中呼吸一下新鲜的空气，欣赏一下美好的风景，不但会让孕妈妈身心愉快，对肚子里的宝宝也是不错的胎教哦。但是孕妇出行，一定要注意安全。

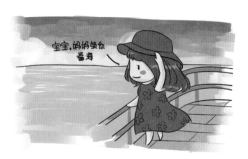

孕早期流产的概率比较大，此时孕妈妈最好不要出远门，可以在家附近的公园散散步。孕中期是短途旅行的最佳时期，这时期孕妈妈的身体已经进入了稳定状态。孕妈妈可以选择去临近的城市旅行，但是要避免长途跋涉、翻山越岭、冲浪划水、深度潜水、高空弹跳等活动，也要避免去极热极寒的高海拔地区，也不能够泡温泉。到了孕晚期，孕妈妈容易发生早产和一些其他的特殊情况，所以此时孕妈妈不适宜旅行。

　　孕妈妈在选择交通工具时，应避免选择会造成眩晕、呕吐的交通工具，也要避免乘坐颠簸较大、时间较长的交通工具。当孕妈妈乘坐飞机时，要选择宽敞、靠走廊的位置。孕妈妈在乘坐交通工具时，不要长时间坐着，尽量做到每隔一个小时就起来活动一下，这样有助于全身的血液循环。如果准爸爸能够陪在孕妈妈的身边，则是再好不过的选择。

四月胎教指南——言语胎教

　　很多人认为，宝宝在妈妈的肚子里时，什么也不懂，更不具备任何记忆。而事实却是，宝宝刚一出生就能辨别出妈妈的声音。当新生宝宝哭闹的时候，只要听到妈妈的声音，往往就会停止哭泣，换上一副很专注的神情，似乎在倾听。这个柔和的声音能够让宝宝感到熟悉、温暖、安全，因为这是他在妈妈肚子里听到最多的声音。

　　胎宝宝在4个月大的时候，对声音就有反应了。胎宝宝在子宫内就有听力，能分辨和听到各种不同的声音，并能进行"学习"，形成"记忆"，可影响其出生后的发音和行为。如果坚持跟胎宝宝对话，不但会让胎宝宝认识你的声音，还有助于培养他的语言能力。

　　临床实验证明，进行过言语胎教的宝宝，出生后情绪稳定，视听能力强，容易被安抚。如果将这种有益的教育延续到出生之后，将来宝宝在语言、认知、情绪和行为能力等方面的发展，将远远超过那些没有进行过言语胎教的宝宝。

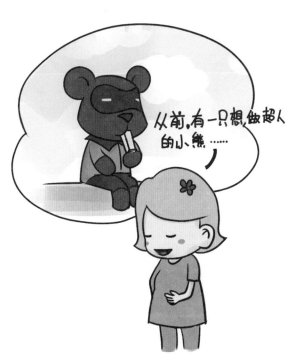

从前,有一只想做超人的小熊……

慈母的胳膊是慈爱构成的，孩子睡在里面怎能不甜？——雨果

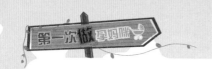

胎宝宝四五个月大的时候，最喜欢听中低频声音，这时候是该准爸爸露一手了。因此，每天准爸爸趴在肚皮上和宝宝说会儿话是很有必要的。当然，言语胎教主要还是依靠孕妈妈来完成。对宝宝进行言语胎教，孕妈妈不必为谈话内容绞尽脑汁，完全可以就地取材，生活琐事、工作、学习、娱乐，乃至天文地理等都可以作为聊天内容，随时跟胎儿聊一聊。当然，聊天内容也可以是对宝宝的问候或祝福。

早上起床时，你就可以问候他：

"起床喽，宝宝，你可以开始运动喽！"

晚上睡觉前再打个招呼：

"宝宝，妈妈要睡觉喽，你也睡吧！"

早晨洗脸的时候，可以告诉胎儿人为什么要洗脸，介绍香皂和洗发水的功能。

吃饭时，介绍都做了什么菜，都是什么颜色，都有哪些味道。

出去散步时，也可以讲讲路边的小店都卖什么东西。

每天，孕妈妈可以带着愉悦的心情朗读一些优美的散文、诗歌，也可以选择一些好听的故事讲给宝宝听！科学研究证实，宝宝在出生后，出现哭闹的行为时，如果给宝宝讲你在怀孕时经常讲给宝宝听的故事，宝宝会慢慢地平静下来。

孕妈妈在给胎儿讲故事的时候，要尽量充满感情，朗读的同时，尽可能地使故事内容在自己的头脑里形成一个个具体的形象，尽量将书上的内容"视觉化"地传达给胎儿。"视觉化"就是指将鲜明的图画、文字、影像印在脑海中的行为。研究发现，孕妈妈每天进行视觉化的行为，会逐渐增强将讯息传达给胎儿的能力。

需要注意的是，胎教故事不应该有阴暗、暴力的东西，也要避免太过激情、悲伤的内容。例如像我们熟悉的《白雪公主》《小红帽》等故事，会让没有丝毫心理防备的胎儿感到恐惧，会给他的幼小心灵留下阴影，应该避免给胎儿讲述。虽然孩子早晚要感知善与恶的，但是让胎宝宝知道这些还为时尚早。人生的路很长，有些事情还是让孩子在成长的过程中慢慢学习吧。

PART 6

怀孕第五个月——
肚子里养了一条小鱼

孕五月，孕妈咪的腹部已经明显隆起，开始感受到胎动，情绪有时会起伏不定，孕妈咪不必过分紧张，做好唐氏筛查，保持充足的睡眠和平和的心态。

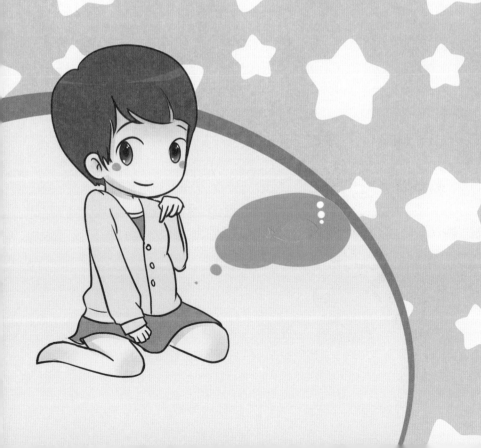

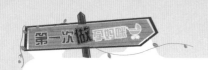

怀孕第五个月——肚子里养了一条小鱼

活泼好动的宝宝

小乔怀孕四个多月的时候，有一天一大清早，她就给我打电话，在电话里兴奋地告诉我说，她感觉到宝宝的胎动了。当时我才怀孕两个多月，肚皮还是扁扁的，丝毫感觉不到肚子里有个小宝宝，所以内心充满了"羡慕忌妒恨"。我心想：什么时候我也能亲身感受一下宝宝在肚子里动的感觉呢？

当我怀孕四个多月的时候，肚子虽然微微隆起了，但是依旧感觉不到任何动静，偶尔会觉得肚子里有动静，却又区分不出到底是肠子蠕动，还是宝宝在动。有时候躺在床上，我会一边摸着肚皮，一边问："宝贝，你怎么也不动一下，好让妈妈感觉到你的存在呀。"

每当此时，老公就会在一旁笑我："你这不是对牛弹琴吗？宝宝还那么小，能听懂你说话才怪。"

"你才是牛，你们全家都是牛。"真没见过这样当爸的，说自己的亲骨肉是头牛。老公被骂了，才知道自己失了言，吐吐舌头解释道："我不就是形容一下嘛，我是牛行了吧，我们全家就算了，要不然你也成牛了，还是只大母牛。"

我对一向厚脸皮的老公没有办法，依旧坚持自己的做法，只要一有空，就问一问肚子里的宝宝。终于在"20周+1"这一天，宝宝回应了我。

星期六，因为不用上班，我一早醒来躺在床上，一边摸肚皮，一边说话："宝贝你醒了吗？妈妈睡醒了哦。看你的懒爸爸，还在呼呼大睡呢。"

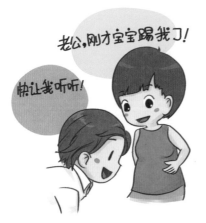

忽然，我结结实实地感受到肚皮上有一种被踢了一脚的感觉，很轻，甚至让我有点痒。当我再想感觉一下的时候，老公嘟囔着说了一句："苏小妹，你怎么能这样呢？一大清早就对宝宝说我不好。"

就这一句话分散了我的注意力，当我再去感觉腹部时，宝宝又没有动静了。

"谁让你说话的？真讨厌，人家刚刚明明都感觉到了宝宝在动，你一说话，把宝宝吓得不动了。"我一脸的嗔怪。

"真的吗，真的动了吗？"老公很是激动，一下子清醒了不少。"快，快让我听听。"说完，就把他的大脑袋蹭到我的肚子前，一只耳朵紧紧贴着我的肚皮，仔细地听着。我也屏气凝神，生怕自己呼吸声音太大了，害老公听不到。过了好半天，老公才坐起来。

"听到什么了吗？"我立刻问道。如果我的耳朵也能贴到肚皮上，我都恨不得贴上去听一听。

"听到了，听到了你肚子里饿得咕咕叫的声音。"老公一脸沮丧地说，然后就下床为我准备早餐去了。

接下来整整一天，我的手就没有离开过肚子，因为亲自摸到宝宝动的感觉太美妙了。之前，只感觉自己是个孕妇，从来没有感觉自己是个妈妈，但是那一下胎动，让我彻底感受到了当妈妈的喜悦。

直到傍晚，小家伙也没有再动一下。晚上躺在床上，我依旧抚摩着肚皮，对宝宝说："宝贝，你怎么不动了呀？"

结果刚说完，就感觉宝宝动了一下，接着又动了一下。天呢，简直太神奇了，宝宝难道可以听懂我说的话吗？我感到十分不可思议。仔细回想一下自己之前看的育儿书，书上写道："胎儿的听力器官发育得相当早，宝宝的听神经从胎龄 6 周就开始发育，24 周左右耳蜗的形态和听神经的分化基本完成，15 ~ 20 周开始有听觉，至 25 周几乎与成人相等，28 周时则对音响刺激已具有充分的反应能力，并以 4 种方式表达，即胎动、胎心率、脑电波记录的改变及电流性皮肤反射的反应。"

所以说，即便宝宝现在还听不懂我在说什么，但是他可以听到我说话，尤其是当我一边抚摩他，一边和他说话时，他就会做出相应的反应。

没想到自从这次以后，宝宝就开始不消停了。尤其是当我半窝在沙发上看电视时，小家伙就像是在我肚子里练习跆拳道一样，我的肚子一会儿东鼓一块，一会儿西鼓一块。虽然肚子不会有难受感，但是却让我十分好奇，特

母亲较之父亲更喜爱孩子，因为她们更相信孩子是自己的。——亚里士多德

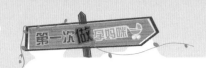

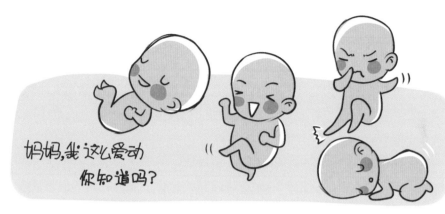

别想钻进肚子里看看这个小家伙到底在我的肚子里面干些什么。

比我更着急的是老公，他只能听我的转述，却不能亲身感受一下，每次我跟他说"动了动了"的时候，他都连忙将手放到我肚子上，但宝宝好像有意跟老公作对一样，只要老公一摸，他就一动不动了，害得老公每次都是"乘兴而来，败兴而归"。

💜 姐妹淘心语——孕五月的宝宝

进入怀孕的第五个月，胎儿的头约占全身长的1/3，耳朵的入口张开，牙床开始形成，头发、眉毛也长出来了，手指和脚趾也长出了指甲。有时候宝宝还会吸吮拇指，能够吞咽羊水。

这个时候，怀孕的姐妹们开始感觉到胎动。怀孕28～38周时，是胎儿胎动最活跃的时期，孕38周后，胎头下降至骨盆，胎动的次数会逐渐减少。

刚开始，胎动十分轻微，有时会让孕妈妈们误以为是肠子在蠕动，慢慢地，当孕妈妈对此有了经验后，就能够轻松分辨出胎动了。胎动除了能让孕妈妈们深切地感觉到已为人母的喜悦以外，也是宝宝在肚子里是否健康的重要指标。准妈妈从怀孕6个月开始，除了定时到医院做产检以外，可以在家中、公交车上，随时感受胎动，评估胎儿的健康状况。

⚙ 提心吊胆等待唐筛结果

怀孕20周时，要做一次排畸检查。明天就是做排畸检查的日子，在此之前，我特地上网查了一下什么叫作"唐氏筛查"。最初听到这个名字，我还以为是检查孕妇是否患有糖尿病，查过之后才知道，所谓的"唐氏筛查"是唐氏综合征产前筛选检查的简称。目的是通过化验孕妇的血液，检测母体血清中甲型胎儿蛋白、人绒毛促性腺激素和游离雌三醇的浓度，并结合孕妇的年龄、体重、孕周等方面来判断胎儿患先天愚型、神经管缺陷的危险系数。

那些患有唐氏综合征的孩子，具有严重的智力障碍，生活几乎不能自理，并伴有复杂的心血管疾病，终生都无法治愈。在我国，大约每20分钟就有一位唐氏患儿出生，这不仅会给家庭带来沉重的经济负担，也会给年轻的父母们带来沉重的精神压力。

除了遗传因素以外，孕妇受到周围环境污染、病毒感染、服用过化学药物、接受过放射性辐射、口服过避孕药、有酗酒抽烟等不良习惯，都有可能生出唐氏患儿。我的工作每天都需要面对着电脑，尽管我已经穿上了防辐射服，但还是很担心。

晚上躺在床上，我的心情复杂极了，就好像明天去的不是医院，而是刑场。可能是日有所思，夜有所梦，梦里竟然梦见自己生了个不会说话的宝宝，在梦里我一直哭，直到哭累了，睁开眼，才发现这仅仅是一个梦。但梦里那种悲切的心情已经被带到现实中来了，到了医院后，我依旧闷闷不乐。

不知道是不是我的心情影响到了宝宝，在做检查时，宝宝很不配合，一直在啃自己的小手指头，导致医生无法清晰地看到宝宝的上唇，无法判断是否患有兔唇。就这样过了四五分钟的样子，我紧张得都不敢呼吸了，医生才松了口气说："看清了，上唇完整可见。"

接着又检查了一下宝宝的其他部位，都没有什么问题，检查完毕后，我头上已经渗出密密的汗珠。得知宝宝很健康，我终于放心，早晨的抑郁心情也被一扫而光。

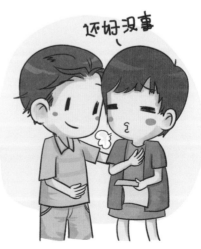

"是男孩还是女孩啊？"我问医生，虽然知道这是医学机密，但还是不死心地问了一句。

医生回头看了我一眼，微微一笑，回答说："不好意思，我们有规定，这个不能说。"

哎，原本想早点知道宝宝的性别，

母亲为我费心劳神，但是我想她以此为乐。——马克·吐温

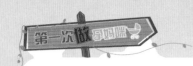

这样就能跟小乔早点定下亲家关系，看来只能等着生了以后才能确定关系了。

做完了B超，又去抽血检查肝功、肾功，然后还验了尿，最后将所有的化验结果一起交给了医生，医生看了一遍后，对我说："明天出来最终结果，到时候再来拿。"

"明天才能出结果呀，能早点知道吗？我工作要一直对着电脑，所以特别担心孩子会有什么问题，为此昨晚都没有睡好觉。"我企图引起医生的同情，好早点知道结果。

"我们医院的机器现在出了问题，正等着人来修呢。现在化验都是送到其他医院去做，再把结果送回来，所以必须要一天以后才能知道结果。况且，这个唐筛只能查出生育唐氏儿的危险性大小，并不能保证胎儿百分之百健康，你也不能把希望全寄托在这上面。想要胎儿好，最重要的是你的心态要放平和，总是处于紧张状态，对胎儿非常不好。"医生的话不无道理，现在结果还没出来，我不能自己先泄了气。

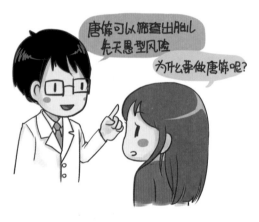

可是想是这么想，回到家后还是忍不住会担心，尤其又上网查了一些关于唐氏儿的图片后，我就更加寝食难安了。好不容易挨到了第二天，一起床我就直奔向医院。

结果医院说报告单还没有送回来，至少要到中午才可以拿到。我也没有心思继续去公司上班了，就在医院附近逛了逛，差不多快中午的时候，又再次回到了医院，这次总算顺利拿到了报告单。

一个和我同时拿到报告单的孕妇，她拿到报告单就拽着身边的男人大哭，还一边说着："怎么办呀？是高风险！高风险！"那个男人连忙拿过报告单，看了一下后，神色凝重，久久都没有说话。

我连忙低下头看了看自己的报告单，一连串的数据后面写着"低风险"，看来我应该是没有问题了。为了确认一下，我找到了主治医生，医生看过以后，笑着对我说："今天回去你该能睡着觉了，唐筛的结果显示，你腹中的胎儿不具备这几种畸形。"

走出医院后，想到刚才那位孕妇，我有些同情她，同时也庆幸自己是众多幸运儿中的一名。

姐妹淘心语——唐氏筛查

怀孕后，姐妹们最担心的就是宝宝的健康问题，每个妈妈都希望自己能够生一个健康活泼的小宝宝。唐氏筛查的主要目的就是在一定程度上规避胎儿先天愚型的风险，怀孕15～20周是做唐氏筛查的最佳时期。错过这个时期，就会对检查的结果造成一定的影响。

姐妹们需要知道的是，唐氏筛查只是一种可能性检查，并不能百分百地确定胎儿是否存在畸形。目前唐筛检查是化验孕妇血液中的甲胎蛋白（AFP）、游离雌三醇（uE_3）、人类绒毛膜性腺激素（β-hCG）的浓度，并结合孕妇的年龄，运用计算机精密计算出每一位孕妇怀有唐氏胎儿的危险性大小。甲胎蛋白（AFP）正常参考值为0.7～2.5 MOM。而人类绒毛膜促性腺激素浓度越高，胎儿患唐氏综合征的概率越高。

针对高危情况，孕妇还需要进一步做羊膜穿刺检查或绒毛检查。这种检查是抽取孕妇腹中的羊水，培养胎儿脱落在羊水中的细胞，检验细胞的染色体(检验胎儿的21染色体)。如果被确诊为唐氏综合征，那么最好的治疗手段就是在孕妈妈生产前终止妊娠。

通常，以下几类人群容易怀有唐氏儿：

❶ 怀孕前后，孕妇患有病毒感染史，如流感、风疹等。
❷ 夫妻一方在受孕时，染色体异常。
❸ 夫妻一方或双方的年龄较大。
❹ 妊娠前后孕妇服用过导致胎儿畸形的药物。
❺ 夫妻中有一方长期在放射性荧幕下工作或污染环境下工作。
❻ 夫妻一方有长期饲养宠物的经历。
❼ 孕妇有习惯性流产、早产或死胎的历史。

我好像变笨了

都说一孕傻三年，起初我还不信，认为这种说法完全不科学，而且以我的智商，即便傻也傻不到哪去。也许是我太过自信，结果笨起来才无可救药。

只有母亲能够想象未来——因为她们把未来赋予了孩子。——高尔基

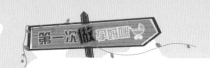

周末一大早，我就早早起床，给肚子里的宝宝煮鸡蛋吃。连着一个月吃白水煮鸡蛋，竟然渐渐熟悉了这种味道，要不人家都说母爱是伟大的呢，为了孩子，真是本性都可以改掉。鸡蛋刚熟，就听见老公在卧室里喊："老婆，帮我找双袜子。"我连忙关了燃气，走进卧室。

这个家伙每次都这样，永远找不到自己的袜子，我都快成给他找袜子的专业户了。趁老公在卫生间洗漱，我又连忙回到厨房，给老公准备早餐。当老公坐在餐桌前等着跟我一起吃早餐时，我才发现自己的鸡蛋不见了，以往我用来放鸡蛋的小碗，老老实实地待在桌子上，可里面就是没有鸡蛋。

"咦？奇怪了，我刚煮好的鸡蛋怎么不见了？是不是被你偷偷吃掉了？"我瞪着眼睛质问老公。仙贝在一旁，也冲着老公"汪汪"叫了两声，似乎在帮我一起质问老公。

老公听后，一脸委屈的表情，回答道："我连厨房门都没进，怎么可能吃掉你的鸡蛋？是你自己忘记煮了吧。"

"才没有，你看冰箱里的鸡蛋，我昨天刚放满了的，现在正好少两颗。"我拉开冰箱门，极力证明自己没有说谎。

"那我就不知道了，是不是你自己吃了，但是忘了？"老公好意提醒道。

"我没吃！"我对他总是不停怀疑我的智商，而感到十分气恼，"再说了，我要吃鸡蛋，总得剥皮吧，可你看垃圾桶里连个鸡蛋皮都没有。"

"那我帮你再煮两颗吧。"老公极不情愿地起身走向冰箱，拿了两颗鸡蛋后，打开锅盖准备倒水煮鸡蛋。

"苏小妹！你自己煮完鸡蛋不捞出来，却冤枉我吃了你的鸡蛋，赔我声誉损失费。"老公看着锅里还冒着热气的两颗鸡蛋，指着我的鼻子说。

我一看鸡蛋找到了，立刻有种失而复得的喜悦感，"赔你个大头鬼，要不是你让我帮你找袜子，我也不会忘了鸡蛋在锅里。"

"这两者有直接关系吗？"老公问道。这两者当然没有直接关系，傻瓜才会跟他辩解，于是我不再搭理他，自顾自地吃起了早点，老公却一直在一旁问："这两者有直接关系吗？"

直到把我问烦了，直接拿了片面包塞到他嘴里，他才算是安静下来。

我以为这件事情就足以证明"一孕傻三年"这个说法了，结果下午发生的一件事情，才真正证明了什么叫作"小巫见大巫"。

中午午睡起床后，我吵着要买新衣服，因为天气一再变暖，肚子已经凸

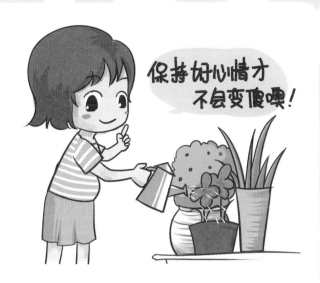

保持好心情才不会变傻噢！

出来了，去年的衣服根本穿不上，我急于买一些宽松的衣服穿。可是发工资的日子还没到，家里的钱不够我到商场"挥霍"。最终老公拗不过我，只好答应先到银行取钱，然后再去逛街。

到了 ATM 机前，忽然觉得口渴，就让老公帮我去买水，然后自己去取钱，满脑子想着该买什么样的衣服。取完钱后，我就直奔商场了。回到家，我一边迫不及待地试穿"战利品"，一边问老公哪件更好看。

老公头也不抬地回答："都好看，我老婆穿什么都好看。"

我正想对他的敷衍表示不满，他忽然问我："咱家现在有多少存款了？"

"我也不知道。"谁会每天去看存折上的数字呢。

"你今天下午不是刚取过钱吗，没有顺便查一下吗？"老公问。

"没来得及，着急取钱走人。"我刚回答完，脑子里忽然像闪电一般闪过一个"问号"，我取完钱退卡了吗？怎么自己一点印象都没有。

想到这里，我顾不上再试新衣服，连忙拿起包开始翻，结果将包翻了个底朝天，钱包和手机都在包里，唯独没看见银行卡的影子。一定是忘记退卡了，怎么办？银行卡里面还有我们辛辛苦苦存了两年的存款呢。虽然我记不清具体的数字，但是总得有个五六万。这要是没有退卡，别人就把我的钱都取光了。

我越想越害怕，坐在沙发上一边哭一边向老公说了实情。我以为老公听了，会狠狠地责骂我一顿，没想到，他却嘻嘻笑个不停。

"我们家的钱都要丢了，你还笑得出来。快打电话报失呀。"我摇着他的胳膊说。

"你说的是不是这张卡？"说完，老公从自己的钱包里，拿出了我取钱的那张卡。"你取完钱给我的，说是街上人多，怕装自己身上被贼偷了。"

老公这么一提醒，我才恍然想起确实有这么一个情节，还好是虚惊一场，

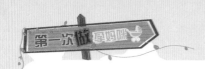

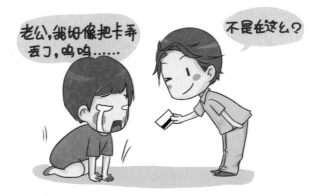

要不然我得哭死。记性这么差下去也不是办法呀？万一哪天我忘记家在哪怎么办？

当我这样问老公时，他居然回答："我再娶一个年轻漂亮的呗。"气得我拿起枕头就打他，被打以后他才改口说："放心吧，你找不到家，可是我能找到你。"

"你怎么找？"我很好奇。

"这还不简单，以后拿栓仙贝的绳子，拴住你不就行了。哈哈哈……"

这个家伙，难道不知道孕妇不能生气吗？

♥ 姐妹淘心语——真的会"孕傻"吗？

所谓的"孕傻"并不是真正的智商下降，而是因为怀孕后女性体内激素水平产生了变化，再加上睡眠质量下降，注意力转移到宝宝身上，还有自我调节未到位引起认知误差，这些因素给了姐妹们"自己变傻了"的错觉。

有了宝宝后，母性会促使孕妈妈将自己所有的注意力都放在宝宝身上，怀孕时会关注宝宝在肚子里的成长过程；生产后，又会经常半夜起床喂奶等，这些事情都很容易让人产生疲惫感，消耗孕妈妈很多的精力。当孕妈妈把太多的精力用在宝宝身上时，分配给其他事情上的注意力自然就少了，导致在做这些事情时，显得有些"傻"。

想要缓解这种状况，就要保持充足的睡眠，因为睡眠可以让大脑把杂乱的信息整理归类，醒来时大脑就会清醒很多。但是对于孕妈妈而言，想要睡个好觉并不容易，这时候可以通过洗个温水澡、听听轻柔的音乐等方式来辅助睡眠。

还可以适度做一些产前运动，不仅有助于生产，也可以令自己精神状态更好，从而提高专注能力。

与此同时，保持一个轻松愉快的心情也很重要。因为慢性的压力会令大脑海马部位的记忆中心受损，因此姐妹们要有意识地去释放工作、生活中的压力。

⚙ 离家出走的孕妇

六一刚过，天气就变得热起来。下午下班前，我坐在办公桌前，想着冰箱里的那半个西瓜，口水差点流到键盘上。人们都说女人一怀孕就会变得很馋，看来果真是如此。

时间一指向五点半，我拎起包就迫不及待地上了回家的公交车。谁知，我一进门就看见老公抱着半个西瓜壳，外加一副意犹未尽的表情，西瓜瓤已经被刮得分毫不剩。不会是那个让我朝思暮想了一下午的西瓜吧，我三步并作两步跑到冰箱前，果然，原来放西瓜的地方空空如也。我心里感到十分不快，现在再出去买也来不及了，远水也解不了近渴，于是我又走到饮水机旁，发现饮水机里也没水了。

"饮水机的水都空了，你就不知道叫桶水吗？"我大声地质问老公，语气中掩饰不住的气愤。

"你现在打电话叫就行了嘛！我这也是刚回来。"老公不满我一回家就对他大呼小叫。

"有时间吃西瓜，没时间叫水！"我依旧不依不饶，忘记了自己正在口渴中。

"我回来口渴，看见有西瓜不先吃西瓜，难道还先叫桶水吗？谁知道你回来要喝水呀。"老公说完，把西瓜皮往垃圾桶里用力一扔，向我示威。

我站在那里，气得好半天才憋出一句话："我是孕妇，我现在要喝水。"

"孕妇就可以不讲理了？"老公此刻脾气也上来了，扭头走进书房打开了电脑，继续跟他的游戏奋战去了。

我一屁股坐在沙发上，也懒得再去做饭，随便吃了两口零食，便打开电视，一个台接着一个台地换。心里想着自己每次吃东西都会想着留一点给老公，怀着孕回到家就先做饭收拾屋子，而老公却丝毫不理解自己，竟然吃独食。

迟早我们都会引述母亲的话。——威廉姆斯

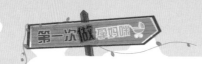

更重要的是，从这一点就反映出我在他心里的位置并不重要。

到了吃饭的点，老公走出书房，看着空空的餐桌，还有坐在沙发上看电视的我，问道："你不吃饭了？"我听了，头也不回地回答："不吃，不饿。"老公见状，一声不吭地走进了厨房，不一会儿我就闻到了方便面的香味儿。此刻我有些窃喜，想象着他端着方便面放在我面前的样子，正准备原谅他时，却不料人家一个人端着面碗走进了书房，一边吃泡面一边打游戏去了，根本就没有顾及还没有吃饭的我。

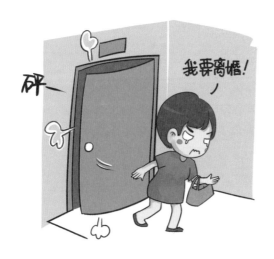

好不容易平息的怒火又一次腾空而起。这就是结婚时发誓会一辈子对我好，一辈子不让我受委屈的人吗？这难道就是他对我的"好"吗？我怎么那么笨，还被他这句话感动得哭得稀里哗啦。想到这里，电视也没有兴趣看下去了，我起身到了卫生间，打开了热水器，准备水热后洗个澡就睡觉。

然而，还没等我去洗，老公就先我一步走进了卫生间，在里面舒舒服服地洗起现成的热水澡来。跟我抢西瓜，不给我吃泡面，最后还要跟我抢热水……我越想越气，想想自己在娘家的时候，父母什么事情都忍让着我，哪怕是被我气得半死时，也不会让我饿着肚子。更何况我现在还怀着孕，他就这样对我，将来我生了孩子，他更不会珍惜我了。

我要跟他离婚，这样的男人，不跟他过了。这个念头突然冒了出来，我简单收拾了自己的行李，然后出了门。关门时，我用了很大的力气，整个楼道都回荡着"嘭"的一声。

从家里出来后，我又不知道自己该去哪里。回父母家吗？让爸妈知道我受了委屈，他们一定会伤心，说不定还会找老公来算账。算了，多一事不如少一事，虽然刚才冒出了离婚的念头，但是这件事我还不想让父母知道。去找小乔？可是小乔家还有她老公，我这样贸然前去，说不定会让人看笑话。

到底去哪里呢？去住宾馆吧，可是当我翻遍自己身上所有的口袋时，发现还不到一百块钱，银行卡又没有带。老公应该洗完澡了吧？他应该发现我不在家了吧？如果他现在打电话求我回去，或者亲自出来找我，我就原谅他。我在心里默默想着，但是掏出手机，却没有任何电话打进来。

惹我生气也就算了，更可恶的是惹完了我还不道歉，我又不能自己再回去，那样多丢人。走投无路之间，我选择了回到父母家。已经吃过晚饭，看着电视的父母见我阴沉着脸突然回了家，感觉到了一丝不妙。张口第一句话就问："你怎么这时候回来了？是不是跟家乐吵架了？"

"嗯。"我没好气地回答。

"为什么呀？"爸妈继续问。

这一问不要紧，所有的委屈都涌上心头，我一边哭，一边把发生的一切事情讲给父母听，原本以为他们会立刻冲出去替我打抱不平，没想到他们二老笑得眼泪都快出来了。

"我的闺女呀，就因为这点鸡毛蒜皮的小事，就哭着鼻子回家了！你还真有出息。家乐知道你回家了吗？"老爸问。

"我不知道他知道不知道，我趁他洗澡的时候出来的。"我回答，心里想着到现在老公都没打电话给我，简直太不重视我了。

"行了行了，我给你做点饭，你吃完赶快回去吧。小两口哪有不磕磕碰碰的，吵两句嘴是正常的，更何况还是因为半个破西瓜。明天爸给你买十个，放冰箱慢慢吃。"

老爸的话终于让我破涕为笑，老妈趁着老爸去做饭的空当，对我说："这男人就是粗心，他不是心里没有你，而是凡事想不了那么细腻，跟咱们女人不一样。你现在怀着孕呢，可不能生气，听见没有。"

老妈的话让我又释然了一些，想到平时老公的表现还不错，这一次可能是他真的也很渴吧，毕竟我也没有跟他说自己当时就想吃西瓜。算了，还是原谅他吧。

但是他既不打电话，也不来找我的做法绝不能原谅，今天晚上就在娘家睡了，让他独守空房一晚，算是对他的教训吧。

第二天早晨，一出我妈家的小区，就看见一个熟悉的身影在门口徘徊，仔细一看，果然是老公。我故意装作没有看见他，从他身边走过，他立即追了上来："老婆，一晚上没见，我想死你了，你怎么能一声不吭就走了呢？"

"我吭声有用吗？你根本就不在乎我，否则也不会过了一晚上才出来找我。"我兴师问罪道。

做母亲的艺术就是教会孩子生活的艺术。——海弗纳

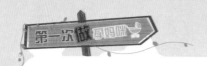

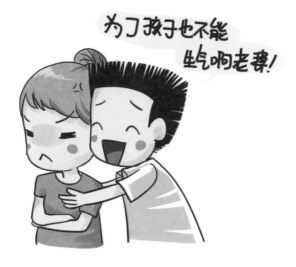

"我起初以为你出去吃东西了，后来等了好久你还没回来。我一猜你就是回家了，我要是那时候找过来，你一定还在气头上，我说什么你也不会听的。所以我就等今天早上……"老公一副可怜兮兮的样子望着我，"你就别跟我生气了，我一早起来就给你叫了两桶水，足够你喝了。"

听到这里，我终于忍不住笑了起来，这个笨蛋，哪里知道我不是因为那桶水，而是因为那半个西瓜。

💛 姐妹淘心语——孕妈咪一定要淡定哦！

有些姐妹们可能已经有所察觉，怀孕后情绪会变得特别起伏不定，而且人也容易变得矫情。生活中的一点点小事，都会让自己大发雷霆，或是感到万分委屈。如果再碰上粗心的伴侣，一场争吵可能一触即发。

但是姐妹们要小心哦，孕期夫妻之间争吵，会有损宝宝的智商哦。据相关研究表明，孕妇怀孕期间与伴侣吵架，孩子出世后，智商会比那些心平气和的孕妇所生的孩子低，而且更容易出现焦虑、不安或者品行不好等情况。究其原因，夫妻关系会直接影响孕妇体内激素水平，从而影响胎儿的脑部发育。

所以，作为准妈妈的你，为了孩子的健康发育，也要尽量让自己保持平和的心态，不要任由自己的性子发脾气。同时，面对粗心的伴侣，可以让其了解到自己情绪的变化与孕期有关，争取得到对方的谅解和包容，减少在孕期发生争吵的概率。

✿ 就让我解解馋吧

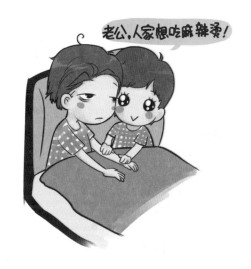

有时候想想，怀孕也挺受罪的，这不能吃，那个也不能吃。怀孕前我超级能吃辣，每次去吃麻辣香锅都点变态辣，吃完后还觉得不过瘾。自从怀孕后，大家都说吃辣对宝宝的皮肤不好，我只能忍痛割"爱"。好在怀孕头三个月都处在妊娠反应期，吃什么都不香，可是妊娠反应一过去，我的胃口恢复了，见到辣的食物却不能吃，简直太痛苦了。

下班路上，经过卖麻辣烫的摊子，看到一群人围坐在那里大快朵颐，香味传了好远，我纠结了半天，还是离开了。好多人都说麻辣烫不干净，为了宝宝的健康，我还是忍忍吧。俗话说："日有所思，夜有所梦。"晚上做梦，梦见自己去吃麻辣烫，坐在锅边，串却怎么也烫不熟，我就等啊等啊，最后汤都冷了，串还是生的。一着急，人醒了过来，口水流了快"三千尺"。看看表，十点半，才睡了半个小时，却做了这么长一个梦。

翻了个身想要继续睡觉，却怎么也睡不着了，满脑子都是麻辣烫的香味，如果现在能吃上一碗麻辣烫就好了。我看了看已经睡熟的老公，到底要不要叫醒老公呢？这么晚让他出去买，会不会太作了？可是人家不是说，孕妇想吃什么就吃什么吗？不是也有人说，怀孕的时候是最检验一个男人的时候吗？那就检验一下他吧。

我推了推老公，小声说道："老公，我饿了，想吃麻辣烫。"可是老公动都没动一下。这一次，我加大了力度，手推脚踹，老公总算醒了，一脸迷茫地问我："怎么了？"

"我饿了，饿得睡不着。"我装作很可怜地说。

"那你想吃啥？我起来给你弄。"老公依旧没有完全清醒过来。

"我想吃麻辣烫。"怕老公听不清，我一字一顿地说。

"啥？麻辣烫！这么晚，我去哪给你弄麻辣烫去？"老公一下子醒了。

"街边有卖的，我回来的时候都看见了。"我想这个点，人家应该还没有收摊，因为好多加班的到现在才回家。

做母亲的不了解什么叫作雄心，只知道有了天伦之乐，尽了平凡的责任，便是人生的全福。——罗曼·罗兰

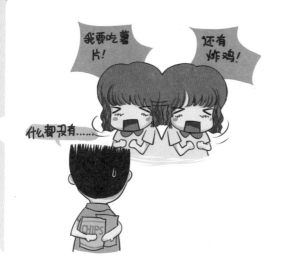

"那你也不能吃啊，那东西多不卫生，吃了肚子里会长虫子的，对宝宝不好。"老公说。

"我都好久好久没有吃了，现在真的特别想吃，如果不吃，我就睡不着觉。求求你了，就让我吃一次吧，我保证吃过这一次我以后再也不想了。"我拿出了自己耍赖的功夫，抱着老公的胳膊摇来摇去。

"不行，明天我到超市买材料，回来给你做，不能吃街边的。"老公的态度似乎很坚决。

"不行，我等不到明天了，就想今天晚上吃。人家都是孕妇想吃什么就吃什么的。我看你就是不想去给我买！"我故意激老公。

老公被我说得没了脾气，只好穿上衣服，走出了家门。十多分钟后，老公回来了，手里面拎着一个袋子，还冒着热气。我立刻从床上跳起来了，飞奔向老公手里的麻辣烫。老公还是很了解我的，里面有我喜欢吃的海带结、豆皮、鱼豆腐、藕片、土豆片……结果我还没吃两口，老公就把碗抢走了。

"吃两口解解馋就行了，这东西吃多了没好处。想吃的话，明天我给你做。"说完，就把剩下的麻辣烫倒进了垃圾桶里，连抗议的权利都没留给我。

💜 姐妹淘心语——孕妈咪要忍得住馋虫子哦！

当了妈妈是件幸福的事情，但是这幸福当中也有很多无奈。忌嘴就是其中一项，尤其是对于众多"吃货"姐妹而言，很多爱吃的东西不能吃，那简直堪比酷刑。

对于一些"著名"的垃圾食品，孕妈妈就要严格控制自己的嘴巴了。因为普通人吃了这些垃圾食品对身体都有害，更不要说怀孕的女性了。因此为了宝宝的健康，也要远离垃圾食品。

还有一些在生活中经常吃的食品，普通人可以吃，但是孕妈妈就要远离了。比如：兔肉、蟹肉偏寒，有导致流产的危险；蛙肉，寄生虫太多，会影响到胎儿，造成流产；甲鱼，虽然营养丰富，但是却易造成流产；动物肝脏，因为维生素 A 含量很高，多食对胎儿发育危害很大，甚至会致畸；还有薏米、马齿苋，对子宫平滑肌有兴奋作用，可促使子宫收缩，因而有诱发流产的可能性。

其他的食品，比如罐头食品，因为在制作过程中都加入了一定量的人工合成色素、香精、防腐剂等，不利于孕妈妈的健康。

五月胎教指南——运动胎教

运动胎教是指孕妈妈适时、适当地进行体育锻炼和帮助胎儿活动，以促进胎儿大脑及肌肉的健康发育。怀孕中期，胎儿着床稳定，孕妈妈就可以稍微加大点运动量了。

运动能使孕妈妈吸入更多的新鲜氧气，加速体内废物的排出，有效地缓解孕期的不良反应，让胎儿能够更加顺利地度过整个孕期。适合孕期的运动有散步、孕妇瑜伽、游泳等。

散步可以给予胎宝宝像子宫收缩一样舒适的刺激，当孕妈妈以轻松的心情散步时，子宫便会产生有规律的轻微收缩，这样会刺激宝宝的皮肤，让胎儿感觉温暖和舒适。散步时宜穿着舒适的鞋袜，并采取渐进式的方式来增加散步的时间与速度。

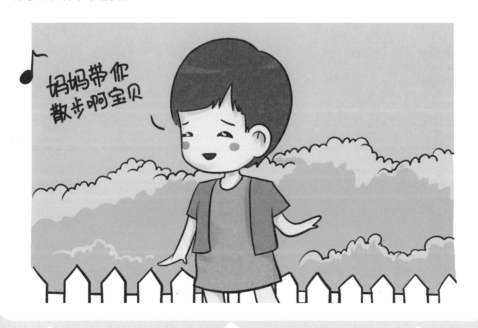

完美的母亲如同完美的婚姻一样可遇不可求。——萨丕尔斯坦

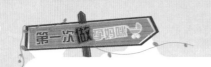

孕妈妈坚持做柔软的孕妇操或孕妇瑜伽，会减轻身体的压力。运动可刺激大脑内啡肽的产生，使身心得到舒缓，让孕妈妈与胎宝宝都心情愉快。

孕妈妈适当游泳可以消除水肿，还可以缓解全身慵懒的感觉，对骨盆也能起到很好的锻炼作用。但孕妈妈游泳时要注意水质卫生情况、水温（29～31℃）、时间（上午10点～下午2点），在专人陪同下进行最好。学会在水中全身放松，对产程的顺利进展有相当大的帮助。

如果怀孕期间每天都出门散步或做适度的运动，就不需要特别再去游泳。而那些在孕前根本不会游泳的准妈妈，也不要在此时学游泳。

需要注意的是，一方面孕妈妈不要运动量过大，另一方面，如进行特殊的体育运动，最好有专业人士的指导。

胎儿到第5个月的时候，小家伙在孕妈妈的肚子里活动得就更厉害了，这时候，可以帮助胎儿进行运动胎教了。

对胎儿进行运动"训练"的方法：孕妈妈仰卧，全身放松，先用手在腹部来回抚摩，然后用手指轻按腹部的不同部位，并观察胎儿的反应。开始时动作宜轻，时间宜短，过几周后胎儿逐渐适应并会做出一些积极反应。这时可稍加一点运动量，每次时间以5分钟为宜。24周以后可以轻轻拍打腹部，并用手轻轻推动胎儿，让胎儿进行宫内"散步"活动。当胎儿胎动明显时，可以用手轻轻地安抚他。此时，如果能配合音乐和对话等方法效果更佳。

应当注意，一般在妊娠12周内及临产期均不宜对胎儿进行运动训练，先兆流产或先兆早产的孕妈妈也不宜进行训练。此外，手法要轻柔，循序渐进，不可操之过急，每次时间不宜超过10分钟，否则将适得其反。

运动胎教能使胎儿适应相对位置的改变及子宫内羊水的晃动，训练胎儿的平衡觉，还能促进孕妇全身血液循环，增加胎盘血供，有利于胎儿健康发育。研究表明，凡是在宫内受过"体育"运动训练的胎儿，出生后翻身、坐立、爬行、走路及跳跃等动作的发育都明显早于一般的宝宝。

运动胎教同样对孕妇大有益处，它能增强孕妇腹肌、腰背肌和盆底肌的张力和弹性，使其关节、韧带松弛柔软，有利于孕妇正常妊娠及顺利分娩。适当运动还能控制孕期体重的增加，促进产后体形恢复。另外，运动还能让孕妈妈心情舒畅。

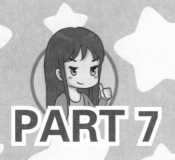

PART 7

怀孕第六个月——
多么甜蜜的负担

孕六月，孕妈咪的腹部隆起更加明显，容易感到疲劳，甚至出现耻骨疼，还容易发生水肿和腿抽筋的现象。孕妈咪此时应该谨慎出行，注意休息，保持心态平和，确保营养均衡。

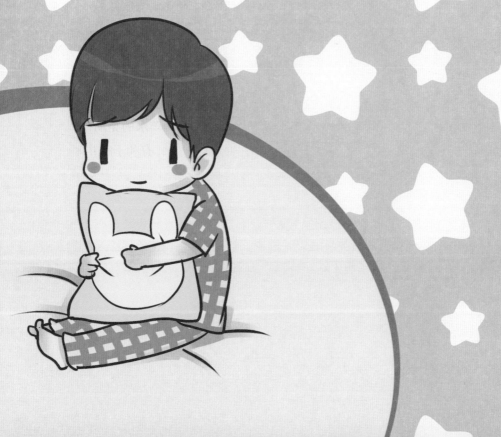

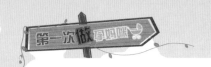

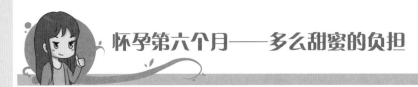

怀孕第六个月——多么甜蜜的负担

腿疼到不想走路

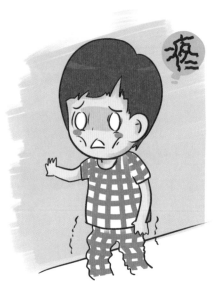

不知道是不是跟我的工作性质有关，怀孕到六个月的时候，大腿根部开始隐隐约约地有疼痛感，起初我并不是很在意。结果一天早晨起床，迈开第一步的双腿竟如灌铅般沉重，抬起脚再落下，大腿根部就有一股钻心的痛。随后再走几步，肛门处也传递过来一阵阵的下坠感。强忍着疼痛走了两步路后，情况才有所好转。

后来竟发展到觉都睡不好，因为晚上躺着休息时，翻身十分困难，每翻一次身，大腿根部的敏感神经就会刺激得整个下身都跟着陷入剧痛中。更难受的是，我半夜里还得起来两次去厕所，当利索地翻身、上下床已经成为一种奢侈的行为时，我觉得不能再任由其发展下去。

我打开万能的度娘，在搜索栏里输入"孕妇，怀孕六个月，大腿根部疼痛"，然后敲下了回车键，几百万条的答案立刻出现在我眼前，我大致总结了一下，答复有以下三种：

❶ 可能为肠炎或女性妇科疾病所致，建议最好去医院检查一下，根据检查结果采取相应的治疗。

❷ 由于宝宝下沉的缘故，造成的"耻骨分离症"，该症状在产后会自行恢复。

❸ 是早产的症状。

肠炎和妇科疾病不符合我的状况，因为我的肠胃功能很好，以前的妇科疾病已经治愈。至于"耻骨分离症"，我不是很理解，因为我连耻骨长在哪里都不知道。于是又问了一次度娘，所谓的耻骨分离，是指骨盆前方两侧耻骨纤维软骨联合处，因外力而发生微小的错移，表现耻骨联合距离增宽或上下错动，出现局部疼痛和下肢抬举困难等功能障碍的软组织损伤性疾病，有人也称耻骨联合错缝。孕期、经期、产期的妇女，其内分泌水平发生改变，导致耻骨联合周围韧带松弛，这时若遇轻微外力即可导致耻骨联合分离。怀孕以后，若受激素的影响使耻骨韧带过度分离超过 0.5 毫米时，就会引起疼痛、活动受限等症状。

至于早产，我想也不太可能，我才怀孕六个多月，虽然我没经历过生产，但是仅仅凭着腿疼就判断是早产的症状，也有点太武断了。为了保险起见，周末休息时，我与老公一起来到了医院，对于自己不能确定的事情，还是问医生最靠谱了。

听完我对自己情况的叙述后，医生先是给我做了一系列的检查，尿检、量体温、量血压、听胎心跳，这一切检查结果都很正常。这样我就放心了许多，女人一怀孕，所有的精力都集中在自己肚子上了，只要孩子是健康的，自己受点罪也无妨。后来也从医生的口中了解到，到了孕晚期，大部分孕妇都会耻骨痛，因为快速增大的子宫会对周围组织造成牵拉和压迫作用，再加上为了帮助胎儿生长和顺利分娩，激素会让准妈妈的身体关节和韧带变得松弛，因此就会出现疼痛等不适的症状。

而我现在怀孕 6 个月就出现耻骨痛，那就要向我的工作习惯"兴师问罪"了。因为我每天都是坐着工作，有时候一坐就是五六个小时，甚至连水都忘记喝。尽管在怀孕后，我总是提醒自己要时不时站起来活动一下，但是一忙起来就将其抛在脑后了，现在是结结实实地尝到自酿的苦果。

💗 姐妹淘心语——孕妈咪耻骨疼痛怎么办?

耻骨疼痛是很多怀孕的姐妹都会遇到的问题，疼起来不但走路困难，而且连觉都睡不好，因为一翻身，大腿根部就是一阵钻心疼痛，给孕妈咪带来了很多不便。

下面为孕妈咪提供几种缓解耻骨疼痛的方法：

❶ 保证足够的睡眠时间，尤其是到了孕晚期，更要增加卧床休息的时间。如果夜间休息不好，那么白天也要把休息时间补回来。

世界上没有贫穷的母亲，没有丑陋的母亲，没有老迈的母亲。——梅特林克

113

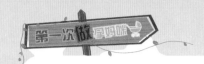

❷ 睡觉时，在两腿之间夹一个枕头，可以促进下肢血液回流。

❸ 睡觉翻身时，尽量减小动作幅度，移动脚和臀部时，尽量采取缓缓的平行移动方式。

❹ 走路时，不要太快，避免长时间走路、站立。

❺ 站立时，保持两腿平衡，将重心平均地分布在两条腿上，尽量避免有下蹲或两腿分得过开的动作。

❻ 不要提较重的东西，以减轻身体的负担。

❼ 坐着时，最好在背后放一个腰枕，缓解背部的紧张。

❽ 请家人帮助按摩。

⚙ 仙贝，天堂没有车来车注

最近老公越来越忙，为了升上区域经理这个位置，他常常加班到深夜才回家，早晨又早早起床走了。这下可怜了仙贝，没怀孕时，我每天都会陪仙贝出去散步，让它在小区里疯跑一会儿，在草地上打几个滚，顺便解决一下生理问题。

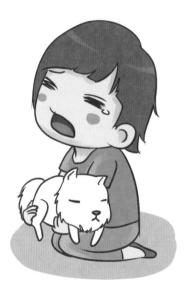

怀孕后，陪仙贝散步的任务就交给了老公，现在老公忙起来顾不上它了，而我的身体又不允许，只能眼睁睁地看着仙贝将大小便排在家里。虽然仙贝很懂事地选择了卫生间，但还是弄得满屋子都是狗狗的尿臊味。这样下去也不是办法，和老公商量了一下，我们决定先把仙贝送到我妈家寄养一段时间。

周末，我和老公忙着将仙贝平时用的东西都装在一起，仙贝趴在一旁看着我们，它似乎意识到了什么，眼睛里雾蒙蒙的。仙贝一定是以为我们要将它送人了，所以伤心了。

"仙贝，你别难过，我们现在没有精力照顾你，所以要送你到我妈妈家暂住一段时间，马上就会把你接回来的。"我安慰仙贝道，也不知道它能不能完全理解。

当老公准备用平时带仙贝散步时的绳子拴住仙贝时，仙贝不像往常那样表现雀跃，而是拼命地躲开，老公好不容易将绳子套在仙贝脖子上，仙贝却不愿意迈开步子。我们只好一个拉，一个推，总算把仙贝带出门。却没想到，还没有走出小区的门，仙贝就挣脱了老公，撒腿就往回跑。

当它路过地下车库时，一辆车正好从车库里开出来，仙贝没注意到车，而车主也没想到会突然冲出一只狗。只听见一阵急促的刹车声，仙贝被撞了出去，吭都没吭一声，就闭上了眼睛。

我立刻冲到仙贝身边，看见它嘴角溢出的鲜血，不管我怎么叫它的名字，它都不睁眼看我一下。"快救救它呀。"我一边号啕大哭，一边试图抱起仙贝。

"我来我来。"老公连忙伸出手帮忙。车主也下了车，让我们把仙贝抱上车，说开车带我们到宠物医院。

可是尽管我们用了最快的速度赶到宠物医院，也无法挽回仙贝的性命了。我坐在外面的长椅上，自责像潮水一样向我涌来。如果我能让老妈亲自过来领仙贝，仙贝就不会误会我们想要把它送人，也不会因为舍不得我们而往回跑，这样它就不会死。或许它在死的那一刻，心里都是委屈的，而我再也没有机会向仙贝证明，我并不是要抛弃它。

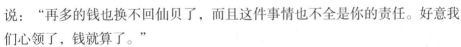

车主站在一旁看着泪眼婆婆的我，结结巴巴地与老公商量："兄弟，我真没看见你家狗跑过来，你看我身上也没装多少钱，这点钱你们先收着吧。安慰安慰你媳妇，孕妇不能过度伤心，对胎儿不好。"

老公将钱又塞回到车主手里，说："再多的钱也换不回仙贝了，而且这件事情也不全是你的责任。好意我们心领了，钱就算了。"

车主可能是从来没遇到像老公这样的人，为了避免我们后悔，又安慰了我几句，就立刻离开了。我将仙贝的尸体交给宠物医生处理后，就和老公相互搀扶着回家了。

一路上，老公都在不停地安慰我，可我知道他的心里也很难过。仙贝是我们结婚后一起到宠物店抱回来的，刚到家里时，它还那么小，我们一起给它喂奶，一起训练它按时大小便，和仙贝相处的时光，也是我们幸福的见证。

母亲，是唯一能使死神屈服的力量。——高尔基

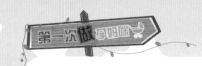

我也知道孕妇不能有大的情绪波动，那样很容易影响到胎儿，只能极力压制自己的悲伤。为了避免我睹物思狗，老公将仙贝的东西全都藏了起来，还送我回娘家住了两天。

💜 姐妹淘心语——孕妈咪一定要情绪平稳哦！

不要以为宝宝还没有出生，就没有感觉哦。如果妈妈不开心，胎儿在妈妈肚子里也会"难过"的。孕妈咪的情绪变化会对宝宝产生直接影响。如果孕妈妈心情舒畅，宝宝在子宫里的活动就是正常而有规律的，分娩的时候也会比较顺利，产下的胎儿也会比较健壮。

如果在妊娠期间，孕妈妈的情绪波动大，经历过大悲、大怒等，宝宝的胎动就会明显增强，严重者还会引起宝宝畸形、死亡或早产。如果孕妈妈在孕期一直情绪低落的话，产出的胎儿不仅体重较轻，而且体质还很弱。

所以，孕妈咪在孕期要尽量避免接触令人产生悲伤情绪的事情，当不可避免地遇到时，一定要为腹中的宝宝着想，尽快让自己从悲伤的情绪中解脱出来，千万不可让自己深陷其中不可自拔。

⚙ 多喝牛奶就不抽筋了

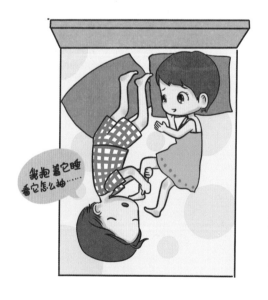

小乔怀孕的时候，就曾向我诉苦："每天早晨还没睡醒，腿就抽筋，好痛苦呀！"当时我就祈祷千万别让自己遇到这种状况，因为腿抽筋可不是好玩的事情。记得上初中时，有一天晚上没盖好被子，早晨醒来腿就抽筋了。当时我疼得哇哇乱叫，吓坏了还在熟睡的爸妈。尽管老妈给我揉了半天，可连续好几天，我都是瘸着腿走路。这要是天天腿抽筋，日子还怎么过呀。

　　结果我比小乔还命苦，不但腿抽筋，还一晚上连续抽四次。人都说孕妇比较怕热，我也不例外，天都立秋了，我还睡在凉席上，每晚开一会儿电扇才能睡着。可能是受凉了，晚上睡得好好的，正想翻个身，谁知腿一动，就抽筋了，左腿的小腿肚子疼得厉害，我连忙把脚伸直，还好疼了一阵就过去了。这一疼，人也清醒了不少，再次入睡就不那么容易了，因为肚子太大，不管是什么姿势，躺一会儿就觉得累。只好起身上了个厕所，走动了一下，回来再躺床上，总算迷迷糊糊睡着了。

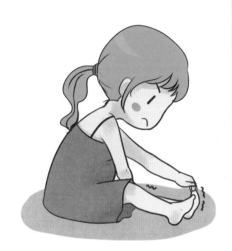

　　没想到刚入睡，左小腿突然疼起来，又抽筋了。这一次脚没有及时伸展，疼得我忍不住大叫起来："腿，腿，我的腿抽筋了，疼死了，老公你快醒醒。"已经睡得像头小猪的老公，被我的惨叫声惊醒，一骨碌坐起来，抱起我一条腿就往直了拉。

　　"不是那条腿，是这条腿。"我被老公的稀里糊涂气得哭笑不得。

　　老公又连忙换了另一条腿，又是抻又是揉，折腾了半天，疼劲总算过去了。结果还没等老公躺下，腿又抽筋了。我又再次大叫："又抽筋了，又抽筋了。"老公这次开始掰住我的脚趾，一边掰一边说："我记得网上说过，掰脚趾比较管用。"但我还是疼得直叫，想要自己坐起来揉下小腿，结果却因为肚子太大，根本够不着。老公见我又疼又急，眼泪都快掉下来了，心疼得不得了，一边给我揉，一边哄我："没事的，没事的，一会儿就好了啊。"

　　等到疼劲过去，老公干脆就抱着我的腿，头朝着另一边睡着了，还迷迷糊糊地跟我说："我抱着它睡，就不信它还抽筋。"看老公如此对我，我心里像吃了蜜一样甜。但同时也无比郁闷，怎么能接二连三地抽筋呢？如果说是着凉了，第一次抽筋后，我就用小毯子把腿裹得严严实实的了。会不会是缺钙了呢？这段时间我一直没怎么好好喝牛奶，尤其是老公不监督的时候，我更是想不喝就不喝了。

　　就这样，后半夜算是睡得比较踏实，结果一睁眼，腿又开始抽筋，老公听到我的叫声，眼睛都还没睁开，就抱着我的腿一边拉，一边给我掰脚趾。

母亲不仅仅属于家庭，而且还属于世界。——泰戈尔

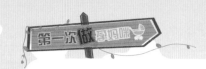

折腾了半天，总算是不抽筋了，我坐起来，将腿盘起，摸到小腿肚子里还拧着疙瘩，又自己轻轻揉了半天，总算是把疙瘩揉平了。

起床后，小腿还有些隐隐约约地疼痛，我连忙给自己热了一杯牛奶，然后将床上的凉席撤了下来。今晚可不能再抽筋了，自己疼不说，还折腾得老公也没办法睡觉。

💜 姐妹淘心语——孕妈咪小腿抽筋怎么办？

怀孕后，很容易出现小腿抽筋的情况。小腿抽筋实际为小腿肌肉痉挛，这在妊娠过程中是很常见的症状，与缺钙或受凉都有关系，多半发生在夜间，影响孕妈妈的睡眠。

当姐妹们出现小腿抽筋的情况时，不必惊慌，只要"反其道而行"就可以，即朝抽筋的作用力相反的方向掰脚趾，坚持1～2分钟，就可以见效。如果是小腿后面的肌肉抽筋，可以一边将脚板翘起，一边尽量伸展膝关节；如果是小腿前面的肌肉抽筋，可以压住脚板并用力掰脚趾。

为了避免抽筋情况的发生，怀孕的姐妹们在日常生活中，要注意保暖；平时要多摄入一些含钙及维生素D丰富的食品，适当进行户外运动，多接受日光照射，必要时可加服钙剂和维生素D。

⚙ 取个什么名字好呢？

晚上躺在床上，我忽然意识到了一个严重的问题，还有四个多月，我就要生产了，可是孩子的名字还没取好。

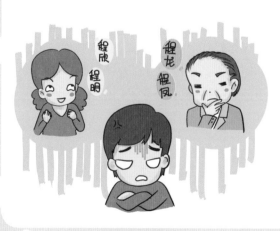

"老公，你说咱们的宝宝叫什么名字好呢？"我问正在一旁看汽车杂志的老公。

"还不知道是男是女呢，怎么起名字呀？"老公头也不回地回答。

"那就起两个嘛，一个男孩的，一个女孩的。"

"两个啊，那我得好好想

想，想好再告诉你。"老公回答，这敷衍也太明显了，但我知道再继续问下去，也得不到一个满意的结果，干脆作罢。

老公睡着后，我却怎么也睡不着，满脑子都是人名。如果我生个漂亮的女孩多好，又萌又可爱。"萌萌"这个名字忽然出现在我的脑海中，再加上老公的姓氏，程萌萌，怎么听起来这么绕口呢！而且叠音的名字，总给人一种普普通通的感觉。不行，我一定要给我的孩子起一个响亮的名字，那种让人听一遍，就一辈子都忘不了的名字。程……程什么好呢？程咬金！这个名字倒是够响当当，可是也太响亮了，我怕孩子将来会记恨我，还是算了吧。这样想着，迷迷糊糊地睡着了。

第二天，婆婆炖了鱼，打电话让我和老公过去吃。我们一进门，公公就兴冲冲地走过来，对我和老公说："我给我未来的孙子起了两个名字，你们看看怎么样？"

"是吗？快说来听听。"真是想什么来什么，我刚想着给孩子起个什么名字呢，公公也跟我想一起去了。

"男孩子就叫程龙，女孩子就叫程凤。不错吧，既顺口又有意义。"公公得意地说。

我和老公当时就无语了，这名字是顺口而且有意义，但关键是也太土了吧。这跟过去给孩子起"建国"、"翠红"有什么区别呢？

公公似乎看出了我们脸上的不情愿，"怎么着，这名不好啊？"

我强忍着脱口而出的话，不敢回应。而老公嘴比较快，直接说道："爸，不是不好，就是太土了。这年头人家都起四个字的，你还龙啊凤啊，多俗啊。"

老公这一说不要紧，惹恼了公公，整个吃饭的过程，公公没再说一句话，更没有再提起名字的事情。尽管婆婆在一旁一个劲地活跃气氛，但是这顿饭依然吃得我胆战心惊。吃完饭后，婆婆送我们出门，在楼门口婆婆小声对我说："小妹啊，别理你爸那个倔脾气，他跟我唠叨好几天了，我也觉

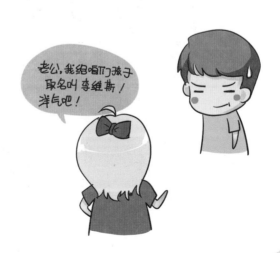

老公，我觉得咱们孩子取名叫专维斯！洋气吧！

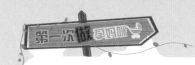

得那俩名字不好听。起名字这事不急，孩子出生后再起都不迟。"

我感激地望着婆婆，还是女人了解女人呀。回家的路上，我忍不住责怪老公："爸起的名字是土了点，但你也不能说得那么直接呀，你看你把爸都说生气了。"

老公却一点没有悔过之意："给我起名字的时候，就没经过我同意，起个程家乐，小时候还觉得挺好听的，可是越长大听着越别扭。等我八十岁了，别人还叫我'家乐'，一听就是小孩子的名字。上大学的时候我就想改名来着，我爸死活不同意。"

老公的话差点让我笑破肚皮，"跟你商量？请问大少爷，那时候您在哪呢？跟您商量您能听懂吗？"

"切，反正我儿子不能起那么俗的名。"老公回答。

"那你倒是给想一个出来呀！"我打趣他。

"我这不正在想嘛，还没想好呢。"

就在我正准备问老公"什么时候能想好时"，电话响了，是我老妈打来的。

"喂，什么事？"我问。

"你前两天不是说腿抽筋吗？怎么样了，现在好点了没？"老妈关切地问，果真是有妈的孩子像个宝。

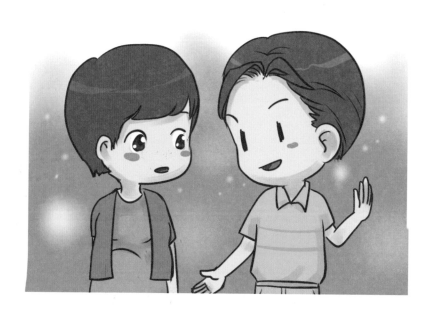

"好多啦，晚上腿上不着凉，就不抽筋了。"我说。

"嗯，那就好。对了，我和你爸给你们家孩子想了两个名字，你们听听怎么样？"老妈在电话那头兴奋地说。

又是名字，怎么都想一块去了呢？"那说来听听吧。"

"一个是程欣，欣是那个欢欣的'欣'，适合女孩子用。还有一个是程明，明亮的'明'，怎么样，挺顺口吧。"老妈说完，就等着我的赞赏。

"还程欣，我看你是成心给我找不痛快。我公公刚给起了俩俗名，你们就又来了俩。快行了吧，名字还是我和家乐自己想吧。"我回答说。

"不喜欢拉倒，谁成心给你找不痛快了，这死丫头，把我们的好心当成驴肝肺。不说了，挂了。"没等我回应，老妈就挂断了电话。得，因为一个名字，我和老公得罪了爸，又得罪了妈。

"你还说我呢，你这态度也不怎么好。"老公反过来教育我了。

我瞪了他一眼，懒得搭理他，心想：要是你脑袋灵光一点，想出更好的来，双方父母不就不用操心了吗？

老公见我不说话，继续说道："其实，你现在起名太早了，还不知道男孩女孩呢，起两个，最后还浪费一个，多浪费脑细胞呀。要我说，干脆先起个小名，嘴里有个叫的，等孩子出来，再起大名也不迟。"

"总算说出点有价值的话来。"我对老公的建议很满意。

可是小名起什么好呢？"多多怎么样？"我头脑中灵光一闪，"多多，寓意多福多寿，多才多艺，快乐多，健康多，还有钱多多。"

"嗯，是不错，男孩女孩都能用，关键是还能钱多多。"老公边说边点头。

最终我和老公决定，先给宝宝起个"多多"的小名，等宝宝生下来再起大名。

💜 姐妹淘心语——怎样给宝宝起名字？

有人说："名字影响人的一生。"所以在给宝宝起名字这件事情上，准爸爸和准妈妈都十分注重。

❶ 在给宝宝起名时，要确保好认、好记，并且有深刻的含义。有些父母为了让孩子的名字标新立异，选择一些生僻字，这会给将来建立户口、办理护照等事情带来很多麻烦。

❷ 选择符合汉字发音规律的名字，也就是说名字叫起来要朗朗上口。

❸ 选择名字时，要避免使用太俗、太洋化、太冷僻的字。

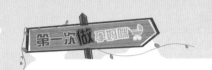

老公，你想吃猪蹄吗？

八月中旬，老公的公司组织员工到北戴河旅游，并且可以携带家属。老公回家后就把这个好消息告诉了我，可是看到我的大肚子，又有些犹豫，"你这样能长途跋涉吗？"

"没问题。"想到北戴河的碧海蓝天，想到沙滩上的贝壳，我毫不犹豫地回答道。

第二天一早，老公公司包的车就到了我们楼下，我和老公各自背着一个包，就出了门。上了车，我环顾四周后发现，车上有不少女性，但是怀孕的却只有我一个。大家看我的眼神也很怪异，似乎在说："都大肚子了，还到处乱跑。"我自己也很不好意思，低着头向前走。这时坐在大巴车中间的一位小伙子站了起来，对老公说："程工，你跟嫂子坐这吧，后面有点颠，对孕妇不好。"

说完，小伙子就起身向后面走去，把一个双人的座位让给我和老公，"小陈，谢谢了啊。"老公由衷地表示感谢。因为起得有点早，一上了车，我就睡着了。等我再睁开眼睛时，车已经行驶到了海岸边，我隔着车窗看着不远处的大海，激动得恨不得立刻从车上跳下去。

大巴车先拉着我们到了早已经安排好的旅馆，大伙把行李放下后，就迫不及待地换上泳衣，向海边走去。而我，因为挺个大肚子，根本没办法穿上泳衣，只好穿着一条沙滩短裤来到了海边。

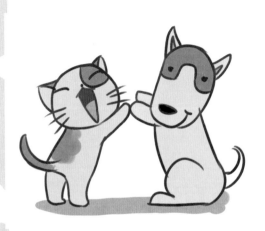

到了海边后，租了几把遮阳伞和躺椅，大伙就争先恐后地扑向大海的怀抱了。老公看着坐在一旁神情郁闷的我，又看了看在海里尽情撒欢的同事们，有些左右为难。"你也去游泳吧，我在这里晒晒日光浴挺好的。"我不忍心老公为了我错过到海水里避暑的好时机。

"你一个人在这行吗？"老公有些不放心。

"怎么不行了，这满沙滩的帅哥美女随便看。你就放心吧。"为了让老公安心去玩，我开玩笑地说。

"那好吧，你自己注意安全，别到人多的地方去，小心挤到你。"说完，老公一步三回头地向海水里走去。

"你怀孕了吧？几个月了？"老公前脚走，后脚就有人跟我搭讪，不过搭讪者是个女的。

"嗯，有六个多月了。"我扭过头回答道，看到一个穿着泳衣的女人躺在我旁边的躺椅上，肩部还搭着一条彩色的丝巾，估计是怕晒黑了吧。再仔细一看，她的腹部也是微微隆起。

"我也是，不过我才五个多月。"不等我问，她自己就先回答了。

"哎，当孕妇太不方便了，只能眼睁睁地看着别人下海游泳，自己却只能在海边晒太阳。"我仿佛找到了知音般，开始宣泄自己心中的不快。

"其实下去玩一玩也没什么的，只要别在海水里泡太长的时间，毕竟水里不那么卫生，可能会造成细菌感染。但是在水里面待一会儿，是没事的。我刚才就套了个游泳圈在海里泡了一会儿，简直太凉快了。"听完她的话，我简直有些目瞪口呆，原本以为我怀孕六个月还长途跋涉来海边避暑，就已经是个不靠谱的妈了，没想到还有比我胆子大的。

但是内心却被她说动了，来了海边却不能下水，简直是种煎熬。"那我也去试试。"说完，我就向海水里走去，海水刚打到我脚上时，凉得我打了一个激灵，但是暑热一下子就消退了，那感觉确实很爽。

在不远处的老公看到了我，连忙向我游过来，"你怎么下来了？"一到我身边，老公就问道。

"我也想下海玩一会儿。"我略带撒娇的语气说。

"不行，这海水这么脏。你要是闲得无聊，我就跟你一起上岸待着。"老公态度很坚决。

"可是人家也是孕妇，刚刚就在海水里玩来着。"说完，我指向刚才跟我说话的那个孕妇。

老公顺着我的手指望了过去,仔细研究了半天,终于确认了人家是个孕妇。

"可是你也没带泳衣呀，怎么下水？"老公指出了问题的关键所在。

"也是哦。"我刚刚燃起的希望又被浇灭了，但是转眼间我就想到在海

母爱是多么强烈地占据我们整个心灵的感情。——邓肯

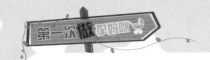

边有很多卖泳衣的，而且也有更衣室，于是提出买一件新泳衣的要求。

"好吧，家里两件，现在又买一件，真是浪费。"老公嘴上这样说，但还是上岸陪我一起来到了卖泳衣的地方。挑选了半天，终于找到一件可以套在我大肚子上的泳衣，当我兴冲冲地换好出来时，发现老公怀里抱着一个硕大的充气乌龟。

见到我出来，他立刻指了指那个乌龟说："一会儿你就坐乌龟上面，我在海里推着你。"

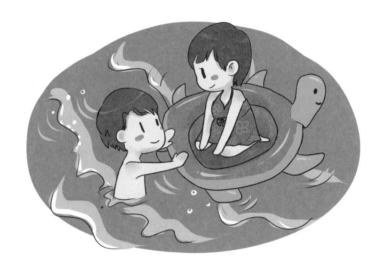

瞬间，我被感动得不知道说什么了，这找男人呀，就得找疼爱自己的。在海里玩了半个多小时后，就到了中午吃饭的时间。我们一行人溜达着到了海边的海鲜大排档。他们一人要了一只大螃蟹，但是我怕像传说中说的那样吃了螃蟹会流产，只好咽着口水看他们吃，然后拼命吃皮皮虾。

吃饱喝足后，又来到了海边，一直玩到太阳快落山，海水都已经涨潮变冷了，我们才恋恋不舍地走回旅馆。

玩了一天，一进旅馆我就脱下鞋子准备洗澡，结果发现脚丫子已经肿得像猪蹄子一样了，用手指头一按，一个深深的大坑，半天都不复原。

"老公，你想吃猪蹄不？"我看着在一旁忙着铺床的老公，忽然想逗逗他。

"大晚上的吃什么猪蹄？不会是你想吃了吧？我可跟你说啊，我也是第一次来这里，一路上只看到卖海鲜的了，没看到卖猪蹄的。"老公怕我再像上次一样折腾他。

"不用出去买，这里就有。"说完，我把脚伸到了老公眼前。

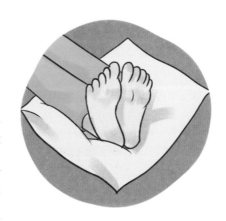

"天哪，你的脚怎么成这样了？"老公一边说，一边转着圈观察我的脚。

"我也不知道，脱了鞋就发现成这样了。"我委屈地说，怀孕还真是不容易，想当年跟老公谈恋爱时，穿着高跟鞋走过了一条长安街，回家后脚都没肿，这一天还没走多少路，脚就肿成这样了。

"那我帮你洗个脚，你赶快上床睡觉吧，一定是白天累着了。"老公说。帮我洗了脚后，他就出去了。我躺在床上迷迷糊糊快睡着的时候，老公才回来，然后把他的枕头垫在了我的脚下，头枕在床上就睡着了。

💗 姐妹淘心语——孕妈咪水肿怎么办?

在怀孕期间，孕妈咪身体内会积留大量的液体，而下半身部位的血管又受到子宫的压迫，导致循环不畅，所以容易出现不同程度的双手、脚踝、小腿水肿。这种状况一般发生在怀孕 3～7 个月之间，正常情况下是白天出现水肿，晚上休息一晚水肿就会自行消退。

如果卧床休息后，水肿仍旧不能消退，用手指按压后，会出现凹陷，并久久不能消失，为显性水肿；如果水肿不明显，但是孕妈妈的尿量减少，每周的体重增加 500 克以上，为隐性水肿。如果水肿局限在膝盖以下，则病情较轻；如果水肿蔓延至膝盖以上，并且涉及阴部与腹部，甚至全身都水肿的姐妹，则最好到医院咨询医生。

发生水肿状况的孕妈妈，在饮食上要以清淡为主，严格控制盐的摄入量，每天不宜超过 4 克。晚上睡觉时，可以将脚垫高，以促进血液回流，减轻水肿状况。

啊！当我能够呼唤母亲这令人心醉的名字时，有谁能比我更幸福！——贝多芬

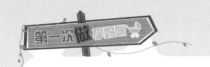
六月胎教指南——求知胎教

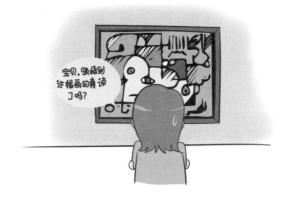

很多孕妈妈在怀孕后都变得发懒起来，更多的精力放在如何吃好、睡好上，其他的事情都不愿意干，也不愿意去想了。有人认为，这是孕妇的特性，顺其自然好了。但是，这却是胎教学说的一大禁忌。

孕妇与胎儿之间有信息传递的，胎儿能够感知母亲的思想。如果怀孕的母亲既不思考也不学习，胎儿也会深受感染，变得懒惰起来。显然，这对于胎儿的大脑发育是极为不利的。倘若母亲始终保持着旺盛的求知欲，则可使胎儿不断接受刺激，促进大脑神经细胞的发育。

怀孕六个月时，正是胎儿大脑发育的黄金时期，所以，为了宝宝的聪明智慧，当妈妈的一定要以身作则。平时，孕妈咪要多思考一些问题，多读读书，使自己精神上获得净化。孕妈妈心情开朗，精神振奋也能对腹中的胎儿起到潜移默化的渗透作用。有条件的话，孕妈妈可以看一些美术作品，去美术馆也是不错的主意。在孕妈妈理解和鉴赏的过程中，美的体验同时也传达给了腹中的宝宝，为宝宝将来拥有浓厚的生活情趣打下基础。

如果孕妈妈依然在上班，也不必为没有时间给宝宝做好充分的胎教而内疚，因为工作时候的思考和判断，同样会影响到腹中的胎儿。所以，孕妈妈即便是怀孕也要积极进取，不断探索新的问题，平时注意观察，把自己的所思所想所看通过视觉和听觉传递给胎儿。总之，孕妇要始终保持强烈的求知欲和上进心，充分调动自己的思维活动，使胎儿受到良好的影响。

PART 8

怀孕第七个月——越来越有孕味，幸福感与日俱增

孕七月，孕妈咪的腹部凸出更加明显，需要缓解自己的紧张情绪，积极调整心态，准备产妇和宝宝用品，开始光照胎教。

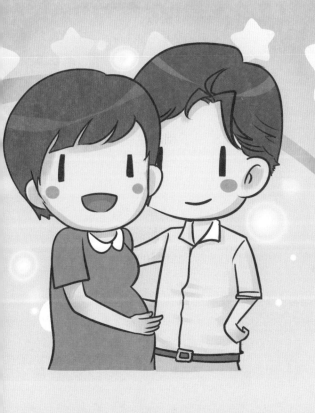

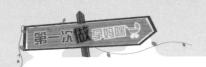

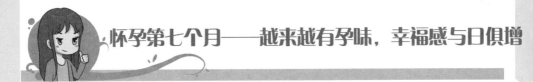

怀孕第七个月——越来越有孕味，幸福感与日俱增

⚙ 好怪异的梦

最近不知怎么了，每晚都会做一些奇怪的梦，而且早晨起来都记得十分清楚，就像电影回放一般，导致自己一整天，都有气无力的。

前几天晚上，在梦里我梦见自己抱着一个小婴儿，说不清是男孩还是女孩，反正长得白白净净的，很是可爱。当时我正在给宝宝喂奶，结果宝宝还没吃到嘴里，奶水就像是喷泉一样，喷得特别高。

醒来后，我把这个梦当作笑话讲给老公，老公还笑着说："那说明你奶水多，我们儿子将来饿不着了。"说完，还看看我的胸，嘴里又嘟囔了一句："不过看你这大小，也不像能存那么多奶的人呀。"

或许就是因为老公这句话，没隔几天，我又做了一个相似的梦。梦里我大概是跟老公还有很多人一起去旅行，走到路上时，宝宝饿了，我就给宝宝喂奶，但是宝宝吸了很久，也没有吸出一滴奶。这时旁边有人说："没奶的话，就先给孩子喂点水吧。"于是我连忙弄来了水，倒在奶瓶里喂宝宝，还没等喂到宝宝嘴里，我就醒了。

整个梦里我都特别着急，以至于醒来喉咙干得都说不出话来。我心里想：是不是这个梦预示着我会没有奶呀？随后，我再次将这个梦告诉了老公，老公不但不担心，反而说："我就说嘛，你的罩杯怎么能放进那么多奶。"

真是一点也体会不到我做妈妈的担心，看来跟他说也是白说。我找到了自己的另一个知音小乔。小乔得知我做的梦后，很兴奋地对我说："怀孕期间做的梦，可以隐藏很多信息哦。"

经小乔这样一说，我更害怕了，连忙问道："那我的梦是怎么回事？一会儿有奶，一会儿没奶的。是不是说我的奶只有那一股，喷出去后就再也没有了。"想到我的宝宝将来可能没有奶吃，我就无比着急。

"这个应该不会吧。我所指的信息是，能够知道生男生女的信息。比如：

梦到蛇就预示着生男孩；梦到鲤鱼，就预示着会生女孩。"

"真的假的？那你做过类似的梦吗？"我问小乔。

小乔回答说："我就记得有一次做梦梦见我妈给我做了好大一条鲤鱼，都盛到盘子里了，然后鱼又自己跳了出来。"

"那预示着你要生女儿喽？"我说。

"嗯，不过这都是在我知道我怀的是女孩以后的事情了。所以我觉得是日有所思夜有所梦。"小乔回答说。

当天，小乔的话就一直萦绕在我耳边，我仔细地回忆，也没有回忆起自己有没有做过有关蛇或者是鲤鱼的梦。可能是白天想了太多乱七八糟的东西，当天晚上，我又做了一个奇怪的梦。

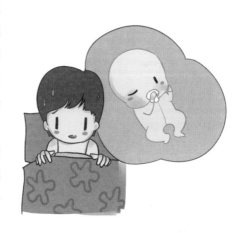

在梦里，我到了一个完全没有去过的地方，那个地方有很多房间，我仿佛在里面找东西般，使劲儿推开一扇又一扇房门。到了最后一扇房门，却怎么也推不开，但是直觉告诉我，我想找的东西就在里面。于是我又在屋子里找工具，终于被我找到一根长长的撬棍，然后费尽九牛二虎之力，总算把最后一扇门打开了。

那个屋子装修很豪华，在屋子中间的位置，放了一张婴儿床，此时我才确定我是来找我的孩子的。我立刻跑到床边，见到我的孩子很白很瘦，整个人蜷缩在床上。我准备抱起他时，才发现孩子只有一只眼睛是睁开的，另一只眼睛一直紧闭着，我怎么用手掰也掰不开。

就在我抱着孩子急着找医生时，闹钟响了，新的一天又来临了。睁开眼，晚上的梦境还清晰地印在脑海中。我怎么会做这样的梦呢？白天也没有想过相关的内容呀。本以为听了小乔的话，晚上我会梦到预示自己生男生女的梦，结果却梦到如此可怕的情景，看来以后不能瞎想了。

教育始于母亲膝下，孩童耳闻之一言一语，均影响其性格之形成。——伯雷

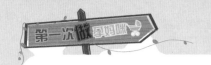

💗 姐妹淘心语——胎梦是怎么回事?

　　胎梦一般在怀孕初期、中期或是末期做,产后几乎不会再做胎梦。胎梦与一般梦境的区别是,胎梦醒来之后会记得很清楚,就是过了几年或几十年,孩子长大之后也会像刚做过梦似的记得非常清楚。

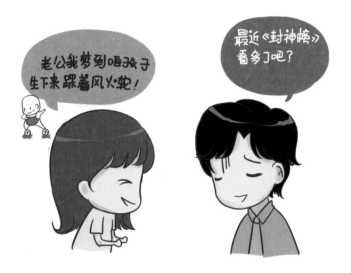

　　弗吉尼亚大学梦研究实验室的研究结果显示:孕妇在妊娠初期,会有典型的梦境。大多数梦境是孕妇潜意识里的东西,这是孕妇在适应怀孕的过程。到了孕中期,孕妇已经接受了怀孕的事实,对腹中胎儿产生了母爱,这时候很多孕妇会担心孩子的健康,比如会做一些孩子没有脸的梦,这实际上是孕妈妈渴望了解腹中胎儿的意识体现,而不是孩子不健康的预言。因为梦不可以预言,只是潜意识的体现罢了。

　　到了孕晚期,孕妈妈做的梦大多和分娩有关,这是一种心理暗示,让孕妈妈在心理上接受分娩时的疼痛感,从而到真正分娩时能更加地镇定。

　　做了奇怪的胎梦后,不要害怕,也不要有任何心理负担,可以在清晨记忆还清晰的时候,将整个梦写下来,然后给梦起一个题目,这可以引领孕妈妈触及梦的核心。也不要排斥噩梦,因为梦里包含着你潜意识里想要表达的信息。

　　如果觉得梦境让你心中烦闷,可以将梦讲给一个与你关系亲密的人,或是了解你的人,同时将自己的感受讲出来,听一听对方对梦境的看法。如果造成了心理负担,就要咨询心理专家了,心理专家的意见会让你轻松很多。

⚙ 谁说一定是孙子

听人说："女人都会经历三个阶段，一天的公主（结婚），十个月的皇后（怀孕），一个月的皇太后（坐月子），之后就是一辈子的奴婢了。"我还没怎么觉得自己是皇后呢，就发生了一件让我郁闷的事情。

原本公司早已内定提升我为项目主管，可却因为怀孕的原因，被一个一直自认为关系处得不错的同事抢了"饭碗"。据说那个同事为了得到这个职位，还向上司保证自己在三十岁之前绝不结婚生子。这样的话她当然说得出来，因为她是个名副其实的剩女，到现在都没有男朋友。可能是忌妒我家庭美满婚姻幸福，不但趁我怀孕抢走本该属于我的职位，还很恶毒地告我状，说我经常仗着自己是孕妇，逃避工作，还总是迟到早退。

当上司向我陈列这些"罪状"时，我气得狠狠地拍了桌子说："这简直就是冤枉人。现在上班高峰一堵车就是一两个小时，我一个孕妇从来没有因为怀孕了就降低对自己的要求，不堵车的情况下从来不迟到。至于早退和推卸工作，更是无稽之谈。大家都知道我怀孕了，对我照顾有加，尽管我从来不主动麻烦别人，但是很多工作都有人主动承担了下来，难道我还要因为别人帮我承担了工作，而去埋怨别人多管闲事吗？"

"小苏，你这是什么态度？我可没有丝毫批评你的意思，可你却这么激动。"上司显然对我的态度很不满意。

不满意就不满意吧，我还不伺候了呢，给老公打了个电话哭诉完后，我就提交了辞职报告，然后头也不回地抱着自己东西，离开了公司。

得知我辞职后，最高兴的人应该就是婆婆了，老太太曾经不止一次地抱怨过我的工作，说我整天对着电脑一动不动，对胎儿不好，话里话外的意思就是让我辞职回家养胎，而我都当作耳边风一样，左耳朵进右耳朵出了。这次突然辞职，算是给了老太太一个惊喜。

可能是为了"奖励"我的"听话"，婆婆开始每天准时来家里给我做饭，原因是我肚子大了，行动不方便，需要人照顾。既然婆婆这么热心，我也不好意思拒绝，有人照顾着何乐而不为呢。

但是没几天，我就觉得不舒服了。婆婆张口闭口都是"我孙子长我孙子短"的，只要跟她一出门，别人问起我的肚子，婆婆都会骄傲地告诉人家："我

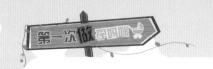

们媳妇肯定生个儿子，你看这肚子，前面尖尖的像个小锅扣那似的。当时我怀我们家乐的时候，肚子就是这样。"

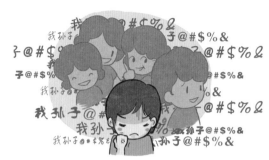

第一次听到这种说法，我还觉得挺新鲜，认为光看看肚子就能分出男女也太神奇了，但是听的次数多了，我发觉根本不是那么回事，跟我肚子是圆是尖没任何关系。是因为婆婆有着严重的重男轻女的思想，所以才会那么坚定不移地认为我肚子里怀的一定是她的孙子。

说实话，婆婆的思想让我很不高兴，因为我就是女的，我父母从小把我当掌上明珠一样捧着，我丝毫感觉不出来男孩究竟哪点比女孩好。但是婆婆却不这么想，她经常跟我说，以前她在自己的婆家多么受气，可自从生了儿子后，她的婆婆就对她另眼相看。

有一次，我实在忍不住了，大声反驳婆婆道："妈，您也是女人，难道您觉得自己不如男人吗？还有，您总是说母凭子贵，那我要是生了个女孩，是不是您就不认我这个儿媳妇了。"

婆婆显然没想到自己平时唠唠叨叨的话语会刺激到我，一时间竟傻在那里不知道说什么了。过了好一会儿，才说："小妹呀，你看你，怎么这么大脾气。妈不是那个意思，你生个女孩，那也是我的孙女，我一样疼的。其实生女孩也一样好，你和家乐都是独生子女，还可以生二胎，到时候再生个男孩，一男一女，更好。"

说来说去，还是想要孙子，我决心一定要把老太太这个毛病纠正过来，要让她意识到，男孩有男孩的好，女孩也有女孩的好。接下来的日子，在看电视的时候，一旦演到儿子娶了媳妇忘了娘，我就会不失时宜地说："您看吧，还是女孩好，女孩听话懂事，是妈妈的贴心小棉袄。"

只要一看到现在好多男人娶不上媳妇的新闻，我就会对婆婆说："男孩是建设银行，女孩是招商银行，现在娶个媳妇要房要车要存款，没个百八十万，谁敢提娶媳妇的事情。而且越往后，男人娶媳妇越难，现在男女比例已经失调了。您那么喜欢孙子，说不定将来您孙子给您娶回一个说话您都听不懂的越南新娘呢。"

婆婆想到自己的经历，再加上电视剧情节的渲染，也开始渐渐觉得自己没有生个女儿，实在是遗憾。虽然平时说话还是顺嘴说成"我孙子怎么样"，但是那种重男轻女的思想，已经被我改观了不少。

♥ 姐妹淘心语——生男生女都是宝！

婆婆有重男轻女的思想，这给很多怀孕中的姐妹带来不小的心理压力，怕万一自己不能如婆婆所愿，会对家庭关系造成影响。

首先，姐妹们要明白，生男生女并不是女人一个人决定的，而是由夫妻两个人的基因结合决定的。相信你只要解释清楚，做婆婆的也会明白。其次，作为孕妈妈，最重要的是让自己的心情轻松愉快，是男是女并不重要，重要的是孩子出生后能够健康快乐地成长。所以在孕期，千万不能因为有这方面的压力，而导致自己心事重重。

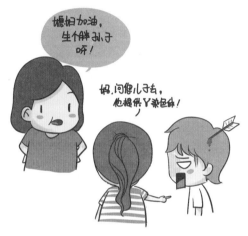

⚙ 第一次看心理医生

赋闲在家的日子并不好过，婆婆规定我每天必须几点睡觉几点起床，几点吃饭，几点吃水果，让我感觉不到一点自由。反驳她吧，她也是为了我好；顺从她吧，又感觉自己像一只被困在笼子里的鸟，时刻面临着呼吸困难的危险。

在别人看来，我过的简直就是皇太后般的生活。我三番两次向老公表示，婆婆这样的照顾让我感觉到压力重重，每次老公都说我身在

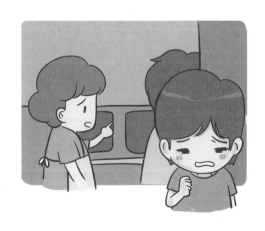

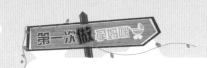

福中不知福。次数多了，我也开始怀疑是不是自己太矫情。

更要命的是，我发现老公也变了，以前一下班就回家，现在每天都要加班到很晚，回了家倒头就睡。有时候看着熟睡中的他，再摸摸自己圆滚滚的大肚皮，还有大腿上多出来的赘肉，忍不住会想：是不是自己怀孕了，身材变形了，所以对老公失去了吸引力？要知道，自从那次先兆流产后，老公就很少与我亲热了。

有时候我会开玩笑似的说老公得了性冷淡，他总是回应说是因为最近的工作太辛苦了。到底是因为工作太辛苦了，还是有些嫌弃我了？这样的想法让我寝食难安。

每当这时，我就会问自己："我为什么要怀孕，还为此放弃了自己的事业？我为什么要经历十个月不能化妆、不能穿高跟鞋以及不能买漂亮衣服的日子？而十个月过后，我还要度过难熬的月子期，还要哺乳，再以后就要为孩子各种操心。是不是以后，我再也无法过自由的生活了？而老公呢，还是风华正茂的年龄，他的身材没有变形，他没有放弃事业，反而还到了事业的上升期。我已经是一个人老珠黄的孩他妈，而他挤挤眼睛，就能吸引一大片年轻的小姑娘。"

我自己找不到答案，每每想到这些，我都忍不住在黑暗的夜里流泪。流过泪之后，又担心自己的情绪太坏，会影响到孩子的健康，又开始不停地责备自己总是胡思乱想。

渐渐地，我感觉到自己变了，不再像以前那样快乐，也不再像以前一样爱说爱笑。婆婆似乎也觉察到了我的变化，跟我说话开始变得小心翼翼，有时候还会故意逗我开心。有一次，我听见婆婆在厨房里小声对老公说："家乐，小妹会不会是得了产前抑郁症了？"

"什么产前抑郁症？她每天闲在家里，不用上班，还有人伺候着吃喝，怎么会抑郁？"老公的口气不以为然，而坐在外面不小心听到的我，心里却像刀绞一样疼痛。他为什么不能理解我呢？难道好的生活就是有吃有喝吗？我是人，不是冷血动物。这样想着，眼泪就像断线的珠子一样掉下来。

"我看像，她现在很少说话，而且总是担心宝宝不健康。估计她晚上也睡不好，你看她的黑眼圈那么明显。你不要不当回事，现在小妹不是一个人，万一出了什么问题，有你后悔的。"婆婆接着说。

老公再也没有回答，等他们从厨房出来时，我立刻走进了卧室。没想到老公也跟了进来，看到我满脸的泪水，老公吓了一跳。连忙问我怎么了，而我却不知道该从何解释，只是越哭越厉害，直到哭累了，睡着了。

第二天早晨一睁眼，发现老公没有去上班。"今天你陪我去看看一个朋友，好不好？"老公见我醒了，立刻问道。

"谁呀？"我问道，老公的朋友我几乎都认识。

"以前的高中同学，最近刚迁到咱们这来，我早就想去看看他了。"老公回答。

"那好吧。"反正我也没有事情做，起来吃过早点，就跟着老公去看他所谓的"朋友"了。

在一座明亮的写字楼里，我看到了老公的朋友，此时我才知道对方是一名心理咨询师。老公与他的朋友先亲切地寒暄了一会儿，接着两人就将话题引到了我身上。先是问了一下身体状况，接着又聊到了工作，最后聊了一些生活中的琐事。

一个多小时后，老公的朋友郑重其事地告诉我，说我患上了妊娠期焦虑症。很多孕妇在妊娠期间都会有不同程度的焦虑，主要表现为：

❶ 压力大睡不好。除了因为孕期激素引起的变化以及身体变化所带来的不便等原因之外，还有一个重要原因就是心理压力大，如担心宝宝健康、担心以后经济压力大等。

❷ 情感十分脆弱，害怕独处。孕期的女人会受到来自家庭各方面的细心呵护，但这反而让许多孕妈妈心理上变得更加脆弱。

❸ 担心生育风险。宝宝的健康问题，是所有妈妈最担心的问题。尤其是临近生产时，对生产过程的恐惧心理，既想顺产，又害怕疼痛，担心阴道变松弛；想要剖宫产，又不想留下难看的伤疤；这都会成为让孕妈妈焦虑的原因。

❹ 害怕自己生育后，会与社会脱节。怀孕生子似乎已经成了许多女性在职场中的拦路虎，从怀孕起，孕妈妈就不得不考虑什么时候开始休产假、

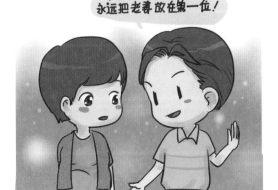

不管以后工作有多忙，永远把老婆放在第一位！

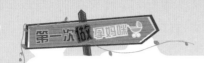

产假结束回公司职位是否有变动、重新面对社会是否需要付更多的努力等复杂的问题。

这些问题都不同程度地在我身上出现过，尤其是情感脆弱这一点。老公听了他朋友的讲解，十分内疚，觉得自己这段时间忙于工作，有些忽略我了。回家的路上，老公对着川流不息的车辆发誓说："不管今后工作有多忙，永远把老婆放在第一位。"

来来往往的人都用好奇的眼光打量着我们，这么长时间了，我终于又再次体会到了幸福的感觉。

♥ 姐妹淘心语——孕妈咪焦虑怎么办?

当孕妈妈出现精神焦虑时，最需要的是老公及家人的关心和耐心。下面为姐妹们提供四种方法，帮助姐妹们缓解孕期的焦虑。

自己一知半解时，找专业的医生

对于第一次怀孕的姐妹们来说，大多都是对怀孕这件事情一知半解。通过网络等渠道了解的怀孕知识也未必准确，有时候这个地方这样说，那个地方那样说，导致了孕妈妈不知道该听信哪一方的言论。这时候，不妨去求助医院的专家，以帮助自己消除不必要的疑虑。

创造一个轻松愉快的家庭气氛

家庭气氛对孕妈妈的心情影响十分重要，在家庭人际关系方面，孕妈妈要及时调整自己的状态，在安心享受家人的呵护与关爱的同时，也不要把这些当作是理所应当的事情，采用平和的心态与家人相处，更有利于让自己拥有一份好心情。

转移情绪，选择合适的发泄方式

当遇到令自己不开心的事情时，孕妈妈要学会自我调节，转移注意力，不要通过抽烟喝酒等不健康的方式发泄自己的情绪。装饰一下屋子，到公园里散散步，或是与密友聊聊天，都是不错的宣泄方式。

少吃或不吃影响情绪的食物

巧克力、蛋糕、鱼、肉等食物会促使血液中的儿茶酚胺水平增高，加重烦躁、忧郁等消极情绪，所以在心情不佳时，要避免吃这些食物。当心情不好时，孕妈妈吃一些水果、瓜子等，可以有效地改善不良的情绪。

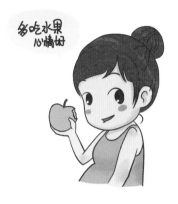

✿ 抑郁症者变身购物狂人

某日，婆婆一边做饭，一边唠叨了一句："是该准备小孩用品的时候了。""现在就准备吗？"我问。

"对呀，尿布啊，包被呀，现在就可以着手准备了。"婆婆说。

婆婆的话给我找到了活干，让百般无聊的我终于找到了点"精神寄托"。可是小乔快生了，不方便陪我逛街，别人都忙着上班，我又不想一个人逛街。

"我听人家说，网上的东西特别便宜。隔壁李婶的闺女生孩子，东西都是在网上买的。这网上到底有多便宜呀？"婆婆问我。

对呀，我怎么就没想到网购呢？

"您等下，我给您看看啊，以前我也没在网上看过婴儿用品。"我一边回答婆婆，一边打开了电脑，熟练地打开了购物网页，然后进入了母婴用品的购物专区。

这一打开网页，成千上万件的商品出现在眼前，我像刘姥姥第一次进大观园一样，看到什么都新鲜。各种款式的孕妇装，各种样式的童装，还有宝宝的玩具、用品，可以说是应有尽有。这下可好，我完全看花了眼，到底买哪个呢？

要不买个婴儿床吧？看到图片上，那些宝宝们舒适地躺在婴儿床里，我心里开始痒痒，再一看价钱，从一百元到几千元价格不等。

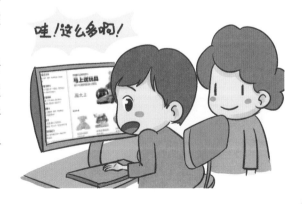

家是父亲的王国，母亲的世界，儿童的乐园。——爱默生

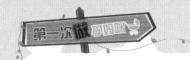

贵的当然更好，可是也太贵了。便宜的又怕质量不好，影响宝宝的健康。

正在我犹豫之际，婆婆穿着围裙走进了书房，"我看看网上的东西到底是有多便宜。"婆婆说。

"我正看着呢，可是不知道买什么呀。"

"先看看尿布吧。我那天路过婴儿用品店，问了一下，那里的尿布是15块钱1米，你看看网上卖多少钱。"婆婆命令我道。

网上还有卖尿布的？我们小时候不都是用旧衣服当尿布的吗？我心里犯着嘀咕，但还是在搜索栏里输入了"尿布"。结果还真有，但是貌似没有婆婆说的那种按米卖的，网上都是那种已经裁好了尺寸的尿布，最便宜的1.5元一块，一块大约15厘米宽，30厘米长。

婆婆看了后，用手在桌子上丈量了一下，然后又算了下价钱，对我说："果然比我在店里看到的便宜。就从网上买吧，先买上50块尿布。"

"什么？50块？会不会太多了？"我有些不相信婆婆的预估。

"不多，够用就不错了。我记得家乐小时候，因为我的奶水不好，总是拉肚子，一晚上就要用好几块尿布。有时候刚洗的还没干，新的又尿湿了。那时候没有暖气，你爸就半夜起来，在炉子上烤尿布。所以，尿布这东西不怕备得多。"婆婆讲起了自己的经验，怪不得老公那么瘦，原来从小肠胃就不好。

"那好吧。"我正准备下单时，忽然想到，既然用尿布还得洗，为什么不用尿不湿呢？婆婆听了我的疑问，回答说："你现在还不知道孩子多大个呢。尿不湿是有尺寸的，买的大小不合适，孩子用着也不舒服，再说了，那东西不透气，出门用用还行，在家里还是用尿布。"

果然姜还是老的辣，老一辈的人虽说没有那么多的科学知识，但是他们的经验绝对不比我们少。于是，一整天，我跟婆婆什么都没做，就坐在电脑前，选购宝宝出生后要用到的东西。

★ 哺乳文胸3件

★ 前开扣睡衣3套（住院时穿比较方便）

★ 拖鞋（一双软底包跟拖鞋，绝对不能让脚后跟着凉）

★ 月子帽

★ 袜子N双（是那种很厚的，保证脚部不会着凉）

★ 吸奶器1个

★ 束缚带

★ 产褥垫

★ 宝宝洗衣液

★ 长卫生纸 6 卷

★ 产妇卫生用纸（有些医院提供，有些医院不提供，是那种很宽的，在生产的时候用的。）

★ 奶瓶 4 个

★ 奶粉

★ 奶瓶刷

★ 婴儿勺

★ 婴儿湿巾

★ 围嘴 5 个

★ 纸尿裤两大包

★ 尿布 50 条

★ 隔尿垫巾 1 包

★ 纱布方巾和手绢各 6 条

★ 浴巾和长纱布巾各 1 条

★ 小包被两个

★ 小毛毯 1 个

★ 和尚服 5 件（不用带裤子）

★ 婴儿帽子

到了下午，东西差不多都买全了，我到购物车一结算，整整花了我将近两千块"大洋"，网银里的钱刚刚够。虽然"银子"花出去不少，但是心里却莫名其妙地舒坦了许多。这让我想到了电视里面演过的购物狂，每次花了钱后心情都大好。难道我要从抑郁症者变身购物狂人了吗？

💗 姐妹淘心语——孕妈咪提前准备的清单

怀孕的姐妹们可能会发现，自从成为孕妇后，就会对婴儿用品十分感兴趣。在宝宝还未出生前，就已经迫不及待地想要买一些宝宝的服装囤积在家里了。

事实上，孕妈妈需要提前准备的东西很多，不仅仅只有宝宝用的东西呦。必备的东西有以下 5 种：

我们所爱的是家。家，我们双脚可以离开，心却不能。——霍姆斯

139

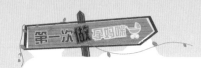

① 孕产妇用品
② 奶瓶用品
③ 寝具系列
④ 清洁、护理用品
⑤ 婴儿衣物

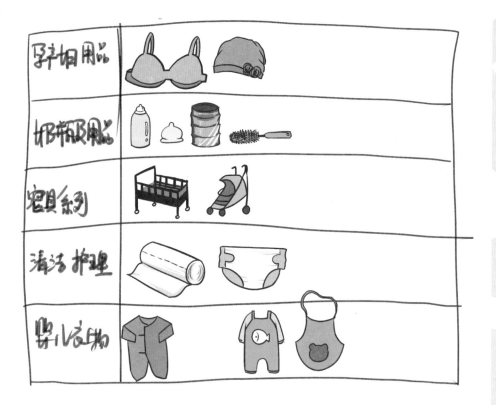

　　这些用品在不同的季节，选择起来也有所差别。所以孕妈妈在购买时，一定要提前考虑到自己的预产期是在什么季节，以免花了钱却买了不实用的产品。

　　同时，现在的商品种类繁多，质量参差不齐，在选择上述用品时，一定要选择质量上乘的，但是不要一味地追求高价格或是图便宜，只有适合自己的并且健康无公害的商品，才是最佳的选择。

⚙ 放在口袋里的避孕套

以前总是听说有男人在老婆怀孕期间出轨的事情，却没有想到这样的事情会发生在我身边。周五早晨，老公正准备去上班，一开门就看见了站在门外的小乔，挺着就快生的大肚子，两只眼睛哭得通红。

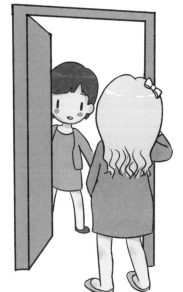

"小乔，你这是怎么了，什么时候来的我家？怎么不敲门呢？"我一边让小乔进屋，一边问道。

"天还没亮我就来了，到了又怕影响你休息，就一直在楼梯上坐着。"说完，小乔的眼圈又红了。

"发生什么事情了？你怎么天没亮就跑出来？这样多危险。"我示意老公先出去给小乔买点早点。

"我……我在姜鹏的衣服口袋里发现了一个避孕套。"小乔说着，眼泪就掉了下来，她一定为这个事情哭了一晚上了，要不眼睛也不至于肿得像核桃一样。

"那你问他了吗？"小乔现在已经临近预产期，所以他们夫妻间不可能有性生活。姜鹏口袋里的避孕套确实很可疑，任何一个女人都会忍不住怀疑。

"没有。我是昨天帮他洗衣服的时候发现的。这段时间他都很晚才回来，总是说公司里事情多。有时候回来还喝得醉醺醺的，昨天晚上根本就没回来，我打他电话也打不通，一定是跟哪个女人鬼混去了。"小乔哭得更厉害了。"小妹，你说我该怎么办？孩子就要出生了，我想离婚，可是又没有那个勇气。不离婚，自己心里又觉得不舒服。"

"这……你别这么悲观，也许这里面有什么隐情呢。先别哭了，孕妇不能哭的，万一动了胎气就不好了。"我心里对姜鹏恨得牙痒痒，恨不得现在就把他揪出来，扇他两个大耳光。但是小乔现在怀着身孕，我不能再火上浇油，只好说着连自己都不相信的话。

"隐情，会有什么隐情？从谈恋爱起，他就成天跟这个女人暧昧，跟那

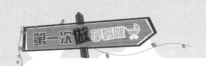

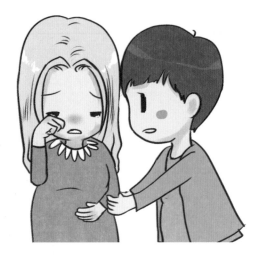

个女人扯不清，这些你都知道。我真的很后悔，当初不听你的劝，非要跟他结婚，还妄想着结婚后他就会本分一点。我太傻了。"小乔越说越激动。

"好了好了，不说了。一切都等联系到姜鹏再说好不好。"这时老公已经买了早点回来，看到哭得梨花带雨的小乔，有些不知所措，站在门口不知是该出去，还是该进来。

"太好了，早点买来了。你一定饿了吧。来，先吃点东西。反正我也不上班，就在家里陪你。"我接过老公手上的早点，对小乔说。

然后又对老公说："你先去上班吧，有事我就给你打电话。"

"那好吧，我快迟到了，就先走了。"老公刚拿上衣服准备出门，就发现小乔有些不对劲。只见她额头上渗出密密的汗珠，双手紧捂着腹部。

"小乔不会是要生了吧？"老公一脸惊恐地问我。

我虽然是孕妇，但也没经历过生产这一关，"看样子似乎不太好。"我一边回答老公，一边走到小乔身边，问她："小乔，你哪里不舒服？"

"我……我好像要生了……肚子特别痛。"小乔断断续续地回答。

"老公，你快出去叫车，小乔好像要生了。"我赶紧命令老公道。

老公得了令就立刻向外跑去……到了医院后，医生说有早产的迹象，但还要等一段时间才能真正生产，让我们尽快通知小乔的家属。

好不容易将小乔哄睡着后，我坐在病房外的长椅上，开始一遍又一遍地拨打姜鹏的电话。半个小时后，姜鹏终于接了电话。

"苏眉啊，这么早打电话有什么事情吗？"姜鹏的声音听起来十分疲倦，像是刚睡醒的样子。

"你老婆要生了，现在在医院，过不过来，你自己看着办。"我没好气地说完，不等他回答，就挂断了电话。

"人家的家务事，你还是别插手了。"老公在一旁提醒我。

"我和小乔从幼儿园开始就一起玩，现在她被人欺负，我怎么可能不管？"

"好，好，管总可以了吧。你可别生气啊，气坏了，宝宝怎么办？"老公见我生气了，连忙安慰道。

姜鹏很快赶到了医院，一见到他，我就把他拽到了一旁："小乔为你怀着孩子，你却做对不起她的事情，你是个男人吗？"

"我哪做对不起她的事情了？"姜鹏一脸的无辜。

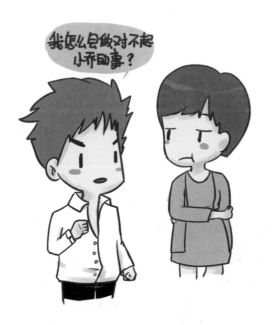

"你没做最好，但是你得先解释清楚，你衣服口袋里的避孕套是怎么回事？还有，你总是借口晚归是怎么回事？"我替自己的好姐妹质问道。

"我这段时间真的是特别忙，我爸爸生病了，公司里所有的事情都落在了我一个人身上。我怕小乔跟着着急，所以就没有告诉她，谁知反而让她多

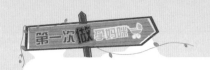

想了。"姜鹏解释道。

"好，就算你说的是真的，我相信你。那避孕套怎么解释？"

"什么避孕套呀？"姜鹏似乎根本不知道有这样的事情存在，"哦，哦，我想起来了。有一天晚上我下班，正好在广场上看见呼吁晚婚晚育的活动，我好奇去看了那么一眼，结果愣被人塞了一个避孕套。我本想扔了的，但是想到以后还能用，就留下了。结果公司临时有事，我转身就忙去了，这事就抛脑后了。"姜鹏的话，听起来天衣无缝，我一时间竟找不到什么话来反击他。

"一定是小乔看见了，是不是？然后就误会我了，今天来医院也是因为这件事情吧。"姜鹏一副恍然大悟的样子。

我叹了口气，回答姜鹏说："对，她已经在我家哭了一早晨了，可能是因为这个动了胎气，我们就把她送医院来了，现在她好不容易睡着了。"

"苏眉，我知道你对我有意见，觉得我是个花花公子，不值得小乔依靠。但是请你相信，我是一个男人，我有时候是有点花花肠子，但是我也有作为一个男人的尊严。如果一个男人在妻子怀孕的时候出轨，那不叫男人，叫禽兽。一会儿小乔醒来，你帮我说些好话，她现在可不能生气。你是她最好的朋友，我说话她不一定信，但是你说的，她一定听。"

看着姜鹏真诚的样子，我点了点头，不管事情的真相到底是什么，能够让小乔尽快从悲伤的情绪中走出来，才是当下最重要的。

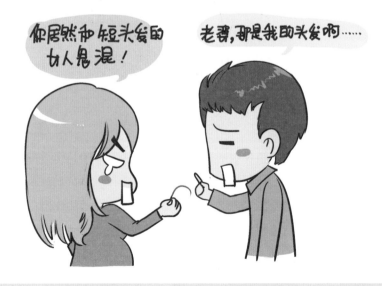

♥ 姐妹淘心语——孕妈咪会与社会脱节吗?

有的女性怀孕后，就会把生活的重担理所当然地推到老公身上，然后自己安心在家养胎。这种想法未尝不可，但是长时间与社会脱离，很容易会造成夫妻之间没有共同语言。这样的女人对男人而言，就有可能会失去吸引力。

如果女性在怀孕后，变得敏感多疑，还经常对着老公发牢骚，那么只能让老公越来越不愿意回家。

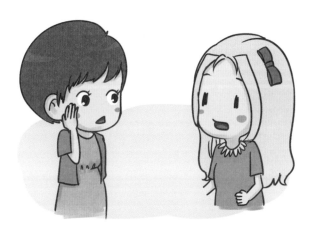

七月胎教指南——光照胎教

胎儿的感觉功能中视觉的发育最晚，孕七月的胎儿视网膜开始具有感光功能，因此，可以在孕七月的时候进行光照胎教了。

光照胎教主要是借助手电筒的光透过腹壁、肌肉等进入子宫内，光线在子宫内经过羊水会变成红色，对于黑暗中的胎儿是新鲜的视觉刺激。当胎儿视网膜的感光细胞受到光线的刺激后，会将这种光线变化的信息以电脉冲的形式在大脑细胞之间传递，传递过程中所参与的视觉神经通路就会得到发展，就可以在这些细胞的基础上延伸出更多的树突

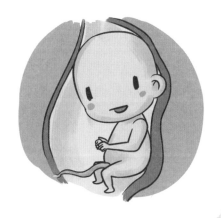

现在最幸福的事情，就是妈妈喊我回家吃饭。——高晓松

145

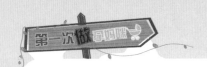

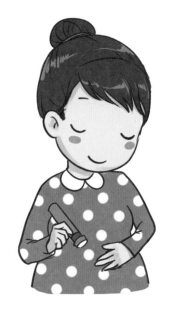

或树突棘，从而为形成更丰富的视觉网络奠定基础。

有些孕妈妈担心光照会对胎儿造成过强的刺激，会对胎儿的视网膜以及视神经有损害。实验结果证明，光照对视网膜以及视神经有益无害。利用彩色超声波观察，光照后胎儿立即出现转头避光动作，同时心率略有增加，脐动脉和脑动脉血流量均有所增加。这表明胎儿可以看到射入子宫内的光线。但是，孕妈妈不用担心，光线进入子宫内后，羊水的颜色虽然发生了变化，存在轻微的明暗差异。这点差异对于一个终日处于黑暗中的小生命而言，完全可以不用计较。

在怀胎 7 个月的时候，孕妈妈通过产前检查应该已经知道了胎儿头部的位置，这样就可以每天选择固定时间，用手电筒通过腹壁照射胎儿头部。时间不要太长，切忌强光照射，每天孕妈妈照射腹部 3 次。胎儿看到光线，会转头、眨眼。照射的同时，准妈妈和宝宝进行对话，告诉宝宝现在是什么时间。这样可促进胎儿视觉功能发育，对日后视觉敏锐、协调、专注和阅读都会产生良好的影响。

孕妈妈还应注意把自身的感受详细地记录下来，如胎动的变化是增加还是减少，是大动还是小动，是肢体动还是躯体动。通过一段时间的训练和记录，孕妈妈就可以总结一下胎宝宝对刺激建立的特定反应了。

利用光照胎教还可以训练宝宝的昼夜节律，孕妈妈可以在每天早晨起床前，用手电筒的微光一闪一灭地照射胎宝宝，告诉他："宝宝，从小就要养成早起的好习惯哦！"在晚上准备睡觉时，同样用手电筒的微光一闪一灭地照射腹部，告诉胎宝宝："宝宝，晚上需要休息的时间到了！"长此以往，宝宝就会和妈妈一样，养成白天活动，晚上休息的作息规律了。

PART 9

怀孕第八个月——
女王般的日子不好过

孕八月，孕妈咪的腹部皮肤紧绷，出现妊娠纹，不适更加明显。孕妈咪此时出行应有人陪伴左右，学会计数胎动，分辨假性宫缩，时刻警惕早产，按时做糖筛检查。

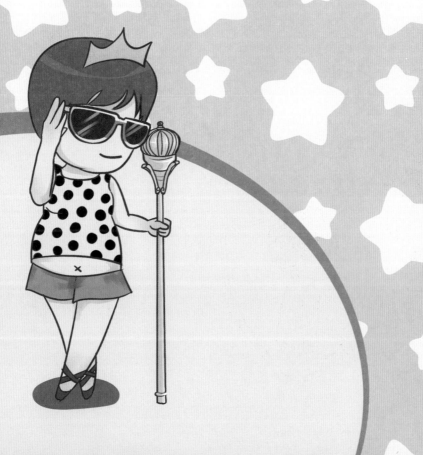

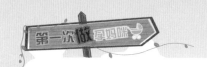

怀孕第八个月——女王般的日子不好过

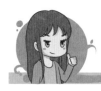

⚙ 在肚子里横着睡觉

今天又是一次大排畸检查的日子。这一次检查完了，就预示着我正式步入了孕晚期，之后的检查会变成两周一次。

一大清早，老公就陪着我来到了医院，验血验尿之后，就是做 B 超。我像往常一样，平躺在床上。医生来来回回"扫描"了好久，也没有让我起来。躺得越久，心里越不踏实，难道宝宝有什么问题吗？

就在我满腹疑惑之际，医生嘟囔了一句："左掌厚。"什么，左掌厚？难道是孩子的手掌有问题吗？我顿时吓得有点不知所措，想要开口问医生，可是又怕自己说话影响了医生的观察，于是只好先忍着。过了一会儿，医生估计观察得差不多了，对周围做记录的人员说："左脚掌厚。"不是手，是脚，是孩子的脚有问题，我更加害怕了。

终于，医生"下令"让我起来了，然后又说了一句："还真是个左脚掌厚。"脸上还带着无可奈何的笑容。我的宝宝都出问题了，这医生还笑得出来，简直太气人了，我一边穿鞋子，一边暗骂医生不道德。

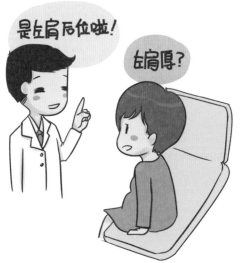

"您刚才说什么'左掌厚'？是不是我宝宝的手有问题？"我问医生，尽管心里还对医生那个笑容耿耿于怀，但是语气却温柔得不能再温柔，谁让咱现在是有求于人呢！

"是'左枕后位'，你肚子里的胎儿是横躺着的，而不是手掌有问题。"医生对我的问题哭笑不得。

"哦，原来如此，我没听清楚，

还以为你说孩子手掌或是脚掌有问题呢。"我为自己差劲的听力感到有些不好意思。"那横着躺是不是有问题呀？"我继续问道，心想如果是正常现象，医生不会三番五次提到这个词。

"就是胎位有点问题，会影响到你生产。不过没关系，主治医生给你调整一下就没事了。"医生耐心地回答我。

走出 B 超室，我连忙走到了主治医生的办公室，将 B 超单交了上去。医生看了一眼后，让我到办公室里面的一个小房间，然后让我屈膝躺在床上。医生先是听了听胎心，然后在我肚子上摸了摸，接着就在小肚子的地方，用力按了下去。这一举动吓了我一跳，平时我连紧一点的裤子都不敢穿，生怕碰到了肚子里面的宝宝。医生这俩大手一按下去，直接把肚子按出了两个大坑，会不会把我的宝宝按坏呀。我在心里默默地担心，却不敢提出任何异议，生怕引起医生的不满，下手更狠。

"没什么问题，孩子的头是向下的。"医生对我说。

"刚才做 B 超，那医生说胎位有问题，是横躺着的。"我说。

"孩子在肚子里会动的，现在没有任何问题，胎位是正常的。即便有问题，你现在距离生产还有两个月，到生的时候，说不定孩子自己就转过来了。"看来医生对这种情况见怪不怪了，也只有我这种新手妈咪才会对此感到害怕。不过，经过医生这样的安抚后，我总算放心了。

只是这次宝宝也太不配合了，因为照 B 超的时候不乖乖躺着，导致在 B 超上，看不清楚宝宝的脊椎排列是否整齐。于是不放心地又问了医生好几遍："宝宝确实没事吧？"

医生不厌其烦地回答了我好几次："没事，一切正常。"我这才依依不舍地离开了主治医生的办公室，到采血处拿自己的血液化验报告。结果血液检查中，血糖不合格。医生让我第二天再来一次医院，做一个糖耐量筛查。

哎，今天怎么这么倒霉呀！总共查了三项，就有两项不合格。回家的路上，我忍不住想：早知道出门前，先看看黄历了。

♥ 姐妹淘心语——宝宝胎位有几种？

进入了孕八月，胎宝宝的身体已经基本发育完全，肌肉发达，皮肤红润，皮下脂肪增厚，但是脸部仍然布满皱纹。此时，胎宝宝的动作更加活泼，力量也更大，有时候会"狠狠"地踢孕妈咪的腹部。

做母亲的妇女，乃是胜利的生命的无穷无尽的泉源。——高尔基

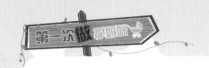

　　胎位是指胎宝宝在子宫内的位置与骨盆的关系。孕28周以前，由于子宫内的羊水较多，胎儿较小，胎儿在子宫内的活动范围大，所以胎位容易改变。到了孕32周后，胎儿成长加快，羊水相对减少，胎儿在子宫内的位置基本就固定了。正常的胎位应该是胎宝宝的头部俯曲，枕骨在前，分娩时头部最先伸入骨盆，医学上称之为"头先露"，这种胎位分娩一般比较顺利。除此以外的其他胎位，就属于胎位不正了，包括臀位、横位及复合先露等。

　　随着子宫的收缩，为了适应骨盆各径线的变化，胎儿的头部会出现下降、旋转等一系列动作，一直到顺利生产后。如果因胎头的最大径线与骨产道诸径线不尽相适应，导致胎头在下降、旋转的过程中遇到阻碍，就会出现难产。这种情况被医生称之为"头位难产"，也是胎位正常的孕妇在生产过程中最常见到的一种"难产"情况。

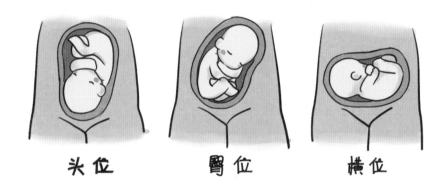

头位　　　　　臀位　　　　　横位

　　臀位是一种不正常的胎位，孕妈咪也不要过于紧张，要按期进行产前检查，在怀孕7～8个月的时候，医生会指导孕妈咪做一些动作改变胎位。但是如果胎儿过大，羊水过少，脐带绕颈，骨盆异常，则矫正胎位会比较困难。如果遇到胎儿脐带绕颈的情况，强行进行胎位矫正，胎儿还会存在一定的危险。如果经过胎位矫正，仍然是臀位，则需进一步查找原因。孕妈咪应放松精神，保证饮食和睡眠，提前入院，及早决定分娩方式。

　　横位也是一种不正常的胎位，但这种情况很少出现。

　　在孕妇中，大约有3%的人会出现胎位不正的情况，引起胎位不正的原因有早产、胎儿畸形、羊水不正常、胎儿生长过慢、脐带太短、子宫畸形、胎盘不正常、盆骨狭窄、多胎等。

遇到胎位不正的情况，孕妈妈也不要过于紧张，做好产前检查，诊断出胎位不正时，及时治疗，提前入院待产，可以有效避免因胎位不正造成的严重后果。

❀ 唐筛 or 糖筛，傻傻地分不清楚

昨天在医院检查血糖不正常，今天又再次来到医院做一个糖耐量检查。到了医院，就先空腹抽了一管血，然后医生就给了我一包糖粉。那糖粉怎么说呢，看上去不像是什么好东西，就像老公说的："这包东西怎么看起来这么像港台片里的白粉，你喝了会不会染上毒瘾呀？"我白了这家伙一眼，从他嘴里吐不出来"象牙"，不过从外观上看，还真的很像。也不知道喝了这东西，到底能起到什么作用，但是医生让喝就喝呗。

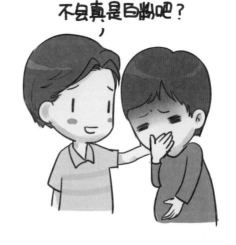

可是为什么那么一大包的糖粉，却给了我这么小一个杯子，还让我一口气喝完。那种甜腻的感觉，让我恶心到想吐，也终于明白了网络上流行的那句话："我们是糖，甜到悲伤。"强忍着恶心的感觉，去抽血样，结果没料到赶上某个单位集体体检，排队的人都拐了"山路十八弯"了，我只好先坐在一旁等着。

可能是医院的人太多了，沉闷的空气很快让我有些上气不接下气，头晕、恶心伴随而来，身体开始冒冷汗。老公在一旁看到我情况不对，连忙问我："老婆，怎么了，脸色不对劲呀？"

而我已经难受到话都说不流利了，"我太难受了……想出去……透透气。"

"不会那真的是一包白粉吧？"这个时候老公也不忘开玩笑，但还是及时扶起了我，走到了三楼的电梯旁。进到电梯里，我已经浑身无力了，一阵阵反胃的感觉席卷而来。我强忍着要吐的感觉，因为在喝糖水之前，医生就嘱咐我说："千万不能吐，吐了还要重新喝。"

此时身体却不受控制地往下滑，尽管老公的双臂紧紧地架着我，可是我

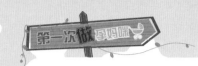

自己一点力气都没有了，完全支撑不住身体，眼前的一切都变得模糊。从三楼到一楼的距离怎么这么长，电梯怎么还不到？快点到吧，我快撑不住了，我在心里默默祈祷。

终于，在老公的搀扶下，我坐到了医院外面的长椅上。呼吸着新鲜的空气，我的情况总算好了点。老公看我快"活"过来了，就对我说："老婆，你先自己在这坐着，我上去给你排队。等快到你时，我就给你打电话，你再上来。"

我点点头，话都懒得说，算是对老公的建议表示了同意。老公走后，我看到旁边的长椅上也有一位孕妇，但她是自己来的，可能是走累了，坐在这里休息。不得不感叹一下，还是有老公陪在身边幸福一点，否则今天这种情况，自己恐怕都无法坚持走到楼下，一定会晕倒在电梯里。

熬了一小时后，老公终于打来了电话。此时我已经恢复得差不多了，有气无力地回到了三楼的抽血处。这次抽完血，还要等到两个小时以后再抽第三管血。想到有很多孕妈妈的糖耐量检查没有通过，我心里有点打鼓，万一通不过，就意味着从今以后，我要严格控制饮食，同时要加强监测。

按理说，我平时的饮食很规律，从未饥一顿饱一顿，更没有暴饮暴食，别的孕妇都是一天吃六七顿饭，而我一天三顿，中间饿了就吃点水果，连平时最爱喝的饮料都戒了。如果再不合格，我还真不知道该怎么办了。

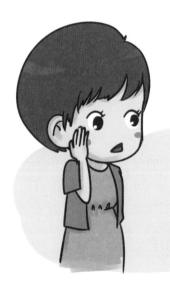
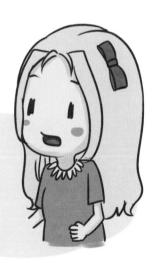

姐妹淘心语——解读糖筛检查

是否要做糖筛检查，每个医院的规定都不一样。有的医院是在血糖检查出现问题时，才会要求孕妈妈做糖筛检查；有的医院，糖筛是必须要检查的项目。

怀孕20周时，怀孕的姐妹们就曾做过一次唐筛检查，虽然发音相同，但是两个"tang 筛"的检查目的可不同哦。

第一次做的唐筛，是排除唐氏综合征的排畸检查；而糖筛的目的是检查是否患有妊娠期糖尿病。因为发音相同，导致许多孕妈妈搞不懂两者之间到底有什么区别，甚至对两者混淆不清。

糖筛一般在孕24～28周采血化验筛查。筛查前空腹12小时，将葡萄糖粉50克溶于200毫升水中，5分钟内喝完，喝完第一口开始计时，1小时后检查血糖。由于糖筛检查存在着一定误差，所以当诊断出来血糖值不正常时，医生会直接建议孕妈妈做糖耐量检查。

糖耐量检查前空腹12小时。先空腹抽血查血糖，然后将75克葡萄糖粉溶于300毫升水中，5分钟内喝完，喝第一口开始计时，1小时、2小时后抽血查血糖。

总之，对于糖筛异常的孕妇一定要重视，以便及时对孕妇的血糖进行监测和治疗。

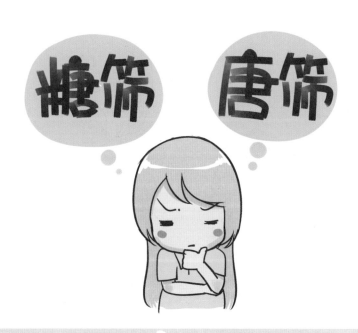

母苦儿未见，儿劳母不安。——《劝孝歌》

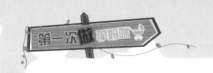

⚙ 是不是要生了？

几天后，糖耐量检查的结果出来了。我顺利通过检查，总算是有惊无险。听说如果糖耐量检查通不过，隔几天还要再做一次。想到自己被抽走的那几管血，胳膊到现在还发麻呢。不用再去医院喝难喝的糖水，也不用再"无偿献血"，我的心情瞬间变得大好。中午吃过饭，就拉着婆婆陪我一起去逛超市。前段时间在超市看到一个宝宝用的洗澡盆，当时因为带的钱不够，就没有买，今天正好去买回来。

众所周知，女人逛街有个毛病，从来不会只买想买的东西，尤其是进了超市这种地方，总要从头到尾逛个遍。可能是中午的原因，超市里的人并不多，超市的工作人员都趁这个时间忙着理货。我和婆婆悠闲地逛着，一边看超市又有什么新产品，一边讨论着买回家到底有没有用。

结果脚底下一滑，结结实实地摔在了地上。随着我"啊！"的一声惨叫，吓坏了我自己，也吓坏了婆婆和一边的售货员。当时我的第一感觉就是会不会把孩子摔掉，就像电视演的那样，孕妇摔了一跤后，就感觉到腹痛难忍，然后血就顺着腿往下流。

可我已经感觉不到肚子疼不疼了，只感觉屁股摔得挺疼。我连忙去看自己的两腿间，还好，还没有血流出来。婆婆和售货员合力把我从地上搀扶起

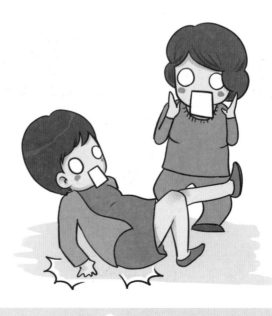

来，"小妹，肚子疼不疼？"
婆婆想必是吓坏了，把我扶
起来后，才想起来问我的情
况怎么样。

而一旁的售货员怕我把
责任归咎到超市头上，连忙
说："姐，我当时站在那边，
离您还有一段距离，这地也没有拖过，而且也没
有脏东西，您怎么就滑倒了呢？"

这个问题我也很奇怪，每天那么多人走来走
去，我怎么就滑倒了呢？不过这个问题追究也是
白追究，人都摔倒了，还去管怎么摔倒的干吗？
我现在最关心的就是宝宝在肚子里有没有事，目前为止，我还没有感觉到腹
部疼痛，下面也没有要流血的感觉。

瞬间，逛超市的心情就没有了，婆婆不敢让我再溜达下去，连忙搀着我
走出了超市，然后打了个车回家。一路上婆婆的两只手就没离开过我的胳膊，
"这要是摔出个好歹来，我的责任就大了。你爸爸非骂死我，家乐也会埋怨我，
你父母那边我也没法交代。老天一定要保佑你，千万别出什么事情。"婆婆
就这样，一直唠叨到家门口。

一进家，婆婆就连忙让我躺在床上，不准我单独再下地走路，就连我想
上厕所，都必须由她亲自搀扶着去。老公下班后，婆婆算是完成了"监管"
的任务，在绘声绘色地描述完我摔倒的过程后，婆婆才放心回到自己家。

晚上睡觉时，我又把摔倒的过程向老公描述了一遍。因为婆婆着重讲了
她自己的感受，而我得告诉老公我的感受，要让他体会到我这个当妈的有多
在乎宝宝。说着说着，我忽然感觉到肚子变得特别硬，硬得像石头一样。以
前听小乔说过，如果肚子硬起来，就是宫缩，说明很快就要生了。

我不知道小乔说的肚子硬，是不是我现在这种硬，下午摔的那一跤非同
小可，万一要是现在生就麻烦了。或许是因为突然太紧张，我还感觉到腹部
有点隐隐作痛，于是连忙让老公送我去医院。

到了医院后，医生给我做了B超、胎心检查，仔细询问了下午摔倒时身
体的反应，然后告诉我应该不是早产。肚子突然硬起来，那是生理性宫缩，

老母一百岁，常念八十几。——《劝孝歌》

155

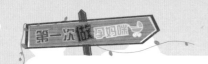

到了孕晚期都会出现。要生产之前的宫缩是有规律的，不是突然性的。至于肚子隐隐作痛，也许是我神经太过紧张，心理原因引起的。

医生这样一说，我总算放心了。折腾回家，已经到了晚上十二点，我和老公困得已经没有精神梳洗了，直接倒在床上就睡觉了。

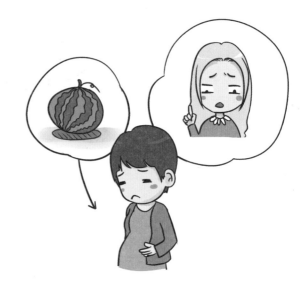

💜 **姐妹淘心语——早产反应有哪些?**

到了孕晚期，孕妈妈的动作会变得十分笨拙，看着日益变大的肚子，几乎每个孕妈妈都会担心宝宝会不会早产。

通常，如果出现早产情况，孕妈妈的身体会出现如下反应：

❶ 子宫收缩：如果出现有规律的子宫收缩，而且频率很高的话，则预示着孕妈妈有早产的危险。子宫收缩时，孕妈妈会感觉有强烈的便意。当阴道有不正常的分泌物或是出血时，要及时到医院就诊。日常生活中，当孕妈妈走路快或是体位有变化时，也会有宫缩的感觉，但是没有什么规律，这就是假性宫缩，孕妈咪要注意区分。

❷ 腹部阵痛：如果子宫收缩的频率在每十分钟两次以上，孕妈妈就会感觉到腹部阵痛，甚至腹股沟和下腹部都会感觉到酸痛，严重的还会伴随阴道分泌物增加及阴道出血，这时候就有早产的危险。

❸ 下腹变硬：如果孕妈妈的下腹部反复变软、变硬，且肌肉也有变硬、发胀的感觉，至少每10分钟有1～2次宫缩，持续30秒以上，而且伴随着持续阵痛，这种现象就是先兆早产，需要就医。还有一种是生理性宫缩，下腹也会变硬，但不会伴随阵痛，一般出现在夜间，孕妈妈要注意区分这种情况。

❹ 阴道出血：如果在怀孕晚期，孕妈妈阴道有出血状况，并且伴随着有

规律的宫缩，很可能是早产的症状。

❺ 羊水流出：如果在怀孕晚期，孕妈妈的阴道流出一股如小便一般温水样的液体，而且无法控制地慢慢流出，很可能是早期破水，是早产的征兆。一般情况下破水后阵痛马上开始。这时孕妈妈最好平卧，并将臀部垫高，然后换上干净的护垫，马上到医院就诊。

另外，专家提示：有既往早产史的孕妈妈，孕晚期性生活不注意，孕妇感染，子宫容积增加，宫颈机能不全，子宫畸形，子宫肌瘤，孕妇外伤，年龄太小或年龄太大者，长期从事体力劳动者，孕妈妈吸烟或饮酒过度者，比较容易出现早产的情况。

日常生活中，孕妈妈要保护好自己的腹部，不要拿重东西或拿高处的东西，以免碰到腹部；不要让腹部产生紧张感，比如长时间的站立或下蹲；不要碰撞腹部，尽量不要到人多拥挤的地方去，以免跌倒。同时保持心态平和，不要让自己长时间处于紧张的情绪状态，合理饮食，增加休息时间，节制性生活。做到这些，就能够在很大程度上避免出现早产的情况。

⚙ 时尚的斑马条纹肚皮

小乔出了月子后，我和老公一起去看她，没想到一进门就看见这个臭美妞正对着镜子左照右照。

"刚出月子就臭美呀！"我打趣小乔。

"哪有！我郁闷的是这儿。"小乔边说，边指向自己的肚皮。

我一看，小乔扁塌下去的肚皮，皱皱巴巴的，上面还布满了弯弯曲曲的纹路，在光线的照射下，纹路还泛着白光，这哪里还是当初的杨柳细腰呀，完全失去了光滑肚皮的美感。

"这是妊娠纹？"我觉得有些不可思议，不是说妊娠纹在生产过后就会消失吗？这一个月都过去了，怎么小乔的妊娠纹还在呢？我忍不住掀起自己的上衣，看看自己的肚皮，

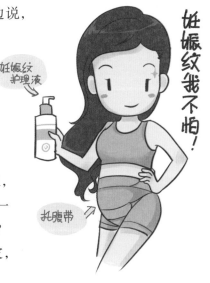

妊娠纹护理液

妊娠纹我不怕！

扎腹带

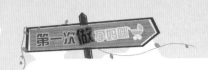

上面也有一条条弯弯曲曲的花纹，就像时下流行的斑马条纹一样。从怀孕六个月开始，我的肚子上就长妊娠纹了，一开始是粉红色的圆点点，后来颜色越来越深，面积也越来越大，现在已经变成了紫红色。

更可怕的是，妊娠纹不仅仅在肚子上，乳房四周、大腿内侧及臀部都分布着深深浅浅的妊娠纹。本来以为只有怀孕期间会这样，等生产之后，这些讨厌的纹路会消失。没想到小乔都生完了，这妊娠纹还没消失，难道我也会这样吗？

"你以为呢？我当时也以为生完就消失了，没想到生完之后只是妊娠纹的颜色变浅了。不光是肚皮上，我大腿上也有。真是愁死人了！"小乔一脸愁容地回答我。

"咱们两个还真是同病相怜，我记得我表姐怀孕的时候，肚子上一条纹路都没有，生完没多久，人家的小肚子就恢复成生产前的样子了。"我无不羡慕地对小乔说。

"据说这妊娠纹跟个人的体质有关系，有的人就不长，有的人就会长。咱俩偏偏是那个长的，可真是好姐妹，这样的事情都不落单。"小乔无可奈何地说。

从小乔家出来，想着小乔的花花肚皮，再想想自己挺着的"大花瓜"，想着这种斑纹很有可能伴随自己一生，以后什么超短裙呀，比基尼呀，露脐装呀，统统与自己无缘了，想到这里，郁闷之情就溢于言表。

老公却一点也没有觉察到我的心思，指着街边一个穿着斑马纹长裙的女孩，对我说："你现在还挺赶潮流。人家都是穿斑马纹，你直接肚子上都是斑马纹。"说完，他自己还哈哈大笑，自以为说了多么好笑的笑话。这就是男人，永远不能理解女人害怕变老变丑的那种恐惧感。

💜 姐妹淘心语——如何避免妊娠纹？

怀孕期间，由于孕妈妈的腹部快速增长，当增长速度超过了肚皮肌肤的伸张度，再加上皮下所富含的纤维组织和胶原蛋白纤维因激素紊乱变得很脆弱，容易因牵拉过度而断裂，产生妊娠纹。大约有70%的准妈妈在怀孕6个月左右的时候，会出现不同程度的妊娠纹。妊娠纹一经形成，如不及时进行处理，一生都不会消失，这很让爱美的孕妈妈抓狂。

一方面，为了防止妊娠纹形成，孕妈妈在孕期要及时补充营养，但要避免体重增长过快，饮食要科学、合理，不宜暴饮暴食。每个月的体重增加控制在两千克以内，控制体重，可以减小妊娠纹的发生率。

另一方面，孕妈妈可以用鸡蛋清、自制果汁、维生素A、维生素E、橄榄油、婴儿按摩膏、孕妇专用按摩油等对腹部进行横向的皮肤按摩。同时，多吃富含胶原蛋白的食物，如肉皮、猪蹄、牛蹄、牛蹄筋、鸡翅等，以便增加皮肤弹力纤维和胶原纤维的弹性，减少妊娠纹的形成。

有条件的话，还可以使用托腹带，减轻腹部的重力负担，从而减缓皮肤的过度拉扯，有效地防止妊娠纹的形成。

◎ "孙悟空" 不翻跟头了

自从进入孕八月，宝宝的胎动越来越频繁了，每天早晨一睁开眼，就能感觉到他的小手小脚在我肚子里顶来顶去，仿佛在跟我说："老妈，我饿了，你快起床吃饭吧。"等吃完饭，宝宝就安静了，像小猪一样，吃了睡，睡了吃。

到了晚上，只要我一躺在床上，朝左边躺，宝宝就踢左边的肚子，朝右边躺，宝宝就踢右边的肚子。我和老公每到这个时候，就特别兴奋，轮流摸着肚子跟宝宝说话："乖宝宝，快睡觉吧，爸爸妈妈都要睡觉了。"

我们的爱抚很管用，一会儿工夫，宝宝就安静了。可今天早晨很奇怪，起床后我一直没感觉到胎动。医生说如果胎动忽然减少或是突然变得频繁，那可能是胎儿出了问题。这可吓坏了我，宝宝会不会在肚子里缺氧了？我急忙打电话找小乔求救。

小乔正在给孩子喂奶，听到我的叙述后，让我不要着急，先静静地躺一会儿，然后看能不能感觉到。我听从小乔的指挥，半躺在沙发上，手放在肚子上，等着宝宝像平时一样翻跟头。老公在一旁着急地走

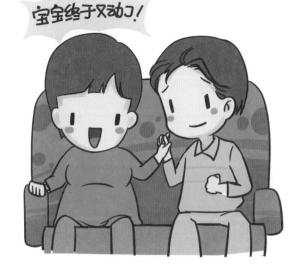

宝宝终于又动了！

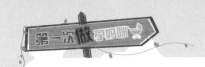

来走去，"要不我们去医院吧？"他不停地叨叨。

"哎呀，你现在不要说话，分散我的注意力。"我不满地回答道。

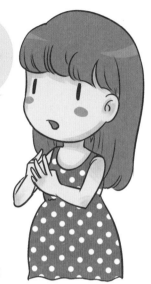

这是下午第4次了，所以总共是……

老公一听，便不再言语。大约过了十分钟，我终于感觉到宝宝轻微地动了一下，动作虽然很小，但我还是真真切切地感觉到了。又过了一会儿，宝宝就在肚子里面伸腿伸脚地开始运动了。难道是昨天我走了太多路，累着宝宝了，所以今天他也睡了个"懒觉"，我在心里悄悄地想。

得知宝宝终于动了，老公也松了一口气，轻轻地摸着我的肚子说："儿子，你可吓坏你爹了，下次不准调皮了哦。"

小乔老早就嘱咐我，要每天数胎动，我却比较懒，心想着只要隔段时间能感觉到宝宝动，应该就没有问题。今天的状况还是第一次遇到，看来还是得每天数下胎动。每天早晨、中午和晚上，我都会静下心来，数一个小时里的胎动数，有时候是四次，有时候是三次，然后再把这三个时间段的胎动数加起来乘以四，就得到了宝宝这一天的胎动数。通常胎动数在 20 ~ 30 次之间，这就说明宝宝在肚子里很健康。

自从每天开始数胎动后，我心里就有了底，偶尔宝宝很长时间不动，我也不会惊慌失措了。

♥ 姐妹淘心语——教孕妈咪数胎动

每天坚持数胎动，是检测宝宝是否健康的有效方式。数胎动有两种方式，一种是 3 小时计算法，一种是胎动数 10 法。

第一种是每天早晨、中午、晚上，各选择 1 小时的时间，数这 1 小时内宝宝的胎动数，然后将这 3 个小时内的胎动数乘以 4，就是 12 个小时的胎动数。如果 12 个小时的胎动数大于 30，就说明宝宝在肚子里很健康；如果 12 个小时的胎动数小于 20 次，则属于胎动异常。这时姐妹们应该仔细查找原因，必要时还需要到医院做胎心监护。这种方法是医生推荐的，准确率比较高。

但对于一些比较懒或者白天要上班没有多少空余时间的姐妹而言，这种方法有些麻烦。这时，可以试一下第二种方法。

每天入睡前是胎儿活动比较频繁的时间，在这个时间段内，孕妈妈让自己全身心放松地躺在床上，然后开始数胎动。当数到 10 次以上的胎动，就说明宝宝很健康；如果两小时内的胎动数不满 10 次，就要仔细查找原因，需要到医院做胎心监护了。

八月胎教指南——艺术胎教

到了妊娠第八个月时，胎儿初步的意识萌动已经建立，因此，对胎儿心智发展的训练以较抽象、较立体的艺术胎教法为主。艺术胎教要求孕妈妈通过看、画、听、闻，感受生活中一切的美，将自己美的感受通过神经传导输送给胎儿。

生活中我们会被一些艺术作品所吸引，我们可以从中感受到大自然母亲般的胸怀，体会到这个世界的美好和温馨。这不仅可以使孕妇本身得到充实、丰富，同时也熏陶了腹中的宝宝，而且还会刺激胎儿快速地生长，使其大脑的发育优于其他胎儿。由于这种教育使胎儿在妈妈腹中时就拥有了朦胧美的意识，这种胎儿出生后一般也较其他婴儿聪慧、活泼、可爱。孩子与母亲的关系会因此而更加亲密。

孕妈妈看一些使人精神振奋、心情愉悦的书，会对自身及胎儿的身心健康大有裨益。一位哲人说过：

"读一本好书，就像是与一位精神高尚的人在谈话。那精辟的见解、分析，丰富的哲理，风趣幽默的谈吐，都会使人精神振奋，耳目一新。"伟大人物的传记，优美的诗歌、儿歌，令人神往的童话和神话，激励人向上的世界名著，著名的山水和名胜古迹的游记等，都可以

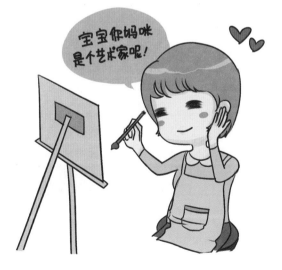

宝宝你妈咪是个艺术家呢！

愿苍天赐予我儿女，愿我早一天成为母亲。
——倪萍

161

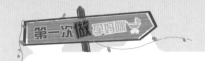

作为孕妈妈涉猎的范围。

画画也是令孕妈妈获得美的感受的方式之一。心理学家认为，画画不仅能提高人的审美能力，产生美的感受，还能通过笔触和线条，释放内心情感，调节心绪。画画具有和音乐治疗一样的效果，即使不会画画，你在涂涂抹抹之中也会自得其乐。画画的时候，不要在意自己是否画得好，你可以持笔临摹美术作品，也可随心所欲地涂抹，只要你感到是在从事艺术创作，感到快乐和满足，你就可以画下去。

优美的音乐也能让孕妈妈陶冶情操，在下一个章节，我们会重点谈到音乐胎教这个话题。

如果孕妈妈心绪不宁，也可以在芳香中放松自己。芳香疗法可以让你的身体和精神放松，让你在优雅地享受芳香的同时，轻松地获得健康。需要注意的是，芳香气味要确保对胎儿无害。

总之，可以利用一切美好的东西来使自己心情愉悦。孕妈妈心理状态好，大脑就会开始分泌"快乐激素"，这种"快乐激素"会到达子宫的血管，让脐带血管放松，以便提供给胎儿更多、更好的养分和氧气。

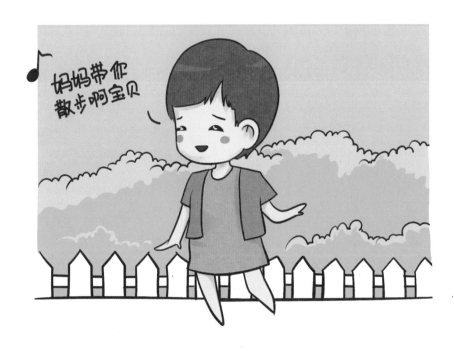

PART 10

怀孕第九个月——
快了快了，再坚持一下

孕九月，孕妈咪的腹部越来越大，行动更加笨拙，容易出现身体疼痛、妊娠斑。此时，孕妈咪多注意饮食卫生，坚持皮肤护理，适当运动，选择合适的分娩方式，为分娩做准备。

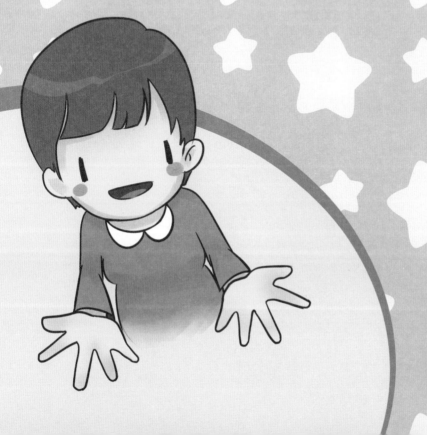

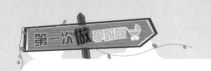

怀孕第九个月——快了快了，再坚持一下

迫不及诗想见面

记得小乔之前说过，她在孕晚期就没有睡过一个安稳觉。那时候我对她表示了无限同情，但是没想到自己也会经历这一切，一觉睡到天亮，都成了最奢侈的事情。

从孕36周开始，每天晚上入睡前都要经过很长时间的痛苦"挣扎"。可能是我一直长期左侧卧的缘故，左侧卧时，肩膀、胳膊、左胯部就压得生疼。如果平躺，肚皮又绷得太紧，呼吸困难，只能喘半口气。但如果是右侧躺，肚子里的小家伙就不停地踢我。原本以为熬完孕早期的三个月，后面就都是好日子了，结果现在还不如孕早期呢，至少孕早期还能睡个安稳觉。

现在可好，有时候翻身都特别困难，有时候头转过去了，发现肚子还在一边，一用力，耻骨就撕裂一样地疼痛，逼不得已时，不得不摇醒旁边的老公："老公，帮我翻下身。"此时，老公就睡眼惺忪地帮我把大肚子搬过来。可并不是每次我都能忍心叫醒他，大多数时候都是自己咬着牙，慢慢将身体翻过来，导致我常常在半夜有想哭的冲动。

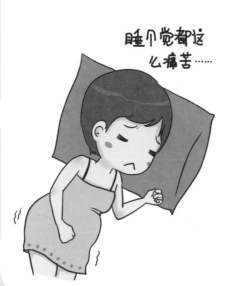

睡个觉都这么痛苦……

有一次，我因为左胯部被压得太久而疼醒，平躺、右侧躺都不行，于是只好半坐着起来，让身体歇一歇，一个多小时后，感觉左胯部不那么疼了，才再次躺下接着睡。没想到这一次经历，竟养成了习惯，自打这以后，几乎每天晚上都会醒上那么一两个小时，让左半边身体休息一下，然后才能接着睡。

而这种感觉，老公却不能体会到，他完全不能想象睡觉时，身体被压疼是什么感觉，还批评我睡觉姿势不对。直到有一次我半夜醒来，恰好他也醒来，看到我左半边身体被压得通红，他才相信了我之前说的话。然后老公要我以后每次醒来都叫醒他，这样我就不用一个人孤零零地在黑夜中坐着了。可是我又怎么忍心呢？老公白天还要上班，让他陪着我这样折腾，他身体怎么吃得消呢？

晚上睡不好，白天也是一样睡不好。没怀孕前，在不上班的日子里，我能睡到日上三竿，直接省掉了早餐。现在每天早晨七点左右就醒了，想继续睡可没那么容易，浑身哪都不舒服，睡了一夜的觉，更像是干了一夜的活那样累。

"当妈太累了，睡觉都睡不好。宝贝，你能早点出来吗？娘亲受不了了。"我不禁在QQ空间里抱怨道。

未婚的朋友回复说："当妈妈是件多幸福的事情呀，你现在是痛并快乐着。"

已婚准备要宝宝的朋友回复说："当妈妈这么辛苦呀。"

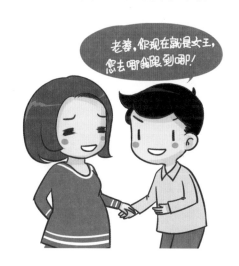

已婚也在怀宝宝的朋友回复说："彼此彼此，盼望宝宝早点出生。"

已婚已经生完宝宝的朋友回复说："现在还好，苦日子还在后面呢。"

……

对于还没有生育的朋友们，此刻跟她们说什么，她们都不会相信，就如从前的我一样。对于过来人的"警告"，我已经顾不了那么多了。至少现在，我多么盼望能够一觉睡到大天亮啊。

💗 姐妹淘心语——孕九月为分娩做准备

进入孕九月，身体就已经在为分娩做准备了，孕妈妈很快就能和宝宝见面了。此刻，宝宝的头部已经下降，压迫着孕妈妈的膀胱，导致孕妈妈尿意频繁。有时孕妈妈可能还会感觉到骨盆和耻骨联合处疼痛，同时腰痛的现象加重。这些现象都说明宝宝在逐渐下降，孕妈妈全身的关节和韧带逐渐变得松弛。因此，孕妈妈不要长时间、高强度地进行同一动作，比如编织等。

昔孟母，择邻处。子不学，断机杼。——《三字经》

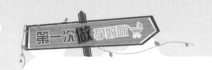

这时候，宝宝身上的胎毛逐渐稀疏，皮肤呈粉红色，面部的皱纹也消失了，内脏功能完全，可以适应子宫外的生活了。

孕妈妈自己不要独自出门或是走太远的路。如果要出门，一定要让家人陪同。同时，要让准爸爸随时待命，时刻为分娩做好准备。

⚙ 婆婆的分娩课

掐指一算，距离预产期还有不到一个月的时间。时间过得真快，小乔的孩子都已经出满月了，小家伙长得像小乔一样眉清目秀，长大后一定是个美人坯子。每每看到她，我都想到了那天在产房外，等待小乔生产的情景。

当时小乔被送往医院后，有早产的迹象，于是一直在医院观察。到了晚上，小乔的肚子就疼得不行了，医生说小乔的宫口已经打开了，之后会越来越疼。结果，果真如此，我们只能眼睁睁地看着小乔疼得直冒冷汗，嘴唇都快咬破了，整个人缩在姜鹏的怀里，就像一只受伤的小鸟一样。

就这样疼了三个多小时，医生让小乔进了产房。我们一行人等在产房门口，听着里面传来小乔阵阵的嘶喊声，既担心又害怕，人疼成这样，不知道会不会出什么意外。姜鹏一直踱来踱去，一刻也闲不下来，他说自己根本没办法冷静下来，因为当时他妈妈生他时，就差点因为难产死掉。直到现在回忆起来，他妈妈都还心有余悸。现在轮到自己老婆生孩子，姜鹏多多少少体会到了那时候母亲所面临的痛苦和危险。

也不知道在外面等了多久，我们不停地看表，却对时间一点概念都没有了，只觉得时间过得好慢好慢。小乔起初还疼得直叫，到了后来干脆没有了声音，

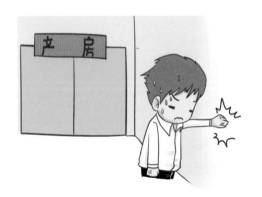

我们站在外面，都不知道里面的人是死是活。后来姜鹏实在等不下去了，敲开了产房的门，还没等他开口问话，护士就先说了："还早着呢，在外面等着。"说完，就关上了产房的门。

"医生，我能不能进去陪产？"姜鹏隔着门问道，结果却没有人回应他，气得姜鹏一拳头

狠狠捶在了墙上，手上顿时青了一大片。

期间，姜鹏让我和老公先回家，毕竟我也是个孕妇，整晚不睡觉还要担惊受怕，身体会吃不消。但是我担心产房里的小乔，说什么也不肯离去。天快亮时，医生总算是出来了，但是带给我们的却不是"生了"的喜讯，而是产妇已经累得完全没有力气生了，于是出来征求姜鹏的意见，是否同意剖宫产。

"剖宫产危险吗？"姜鹏问医生。

"有一定的危险，但如果现在不剖，危险会更大，羊水已经不好了，再这样下去，胎儿可能会窒息，产妇也会因为疼痛而休克。"医生回答。

"那就剖，现在就剖。"姜鹏说完，就立刻拿过手术单子，颤抖着双手，签上了自己的名字。过了一会儿，我们看到小乔被推了出来，然后又被推进了手术室。小乔整个人都已经接近昏迷状态了，脸色惨白，嘴唇都是白的。手术室的大门再次把我们挡在了外面。所幸的是，小乔的剖宫产手术很成功。

当天回到家后，我和老公都没有说话，感觉浑身的力气都被抽空了一样，我们谁也没有提该怎么生这个问题。可是现在呢，预产期一天比一天接近，这个问题不得不考虑了。

中午吃过饭，我坐在沙发上，摸着已经很大很大的肚子，自言自语道："唉，我是生呢，还是剖呢？"

这话被在厨房洗碗的婆婆听到了，婆婆湿着双手就出来了，坐在我对面，俨然一副准备给我上课的模样，"当然要自己生了，自己生，身体恢复得快。当天下午就能下床走路，而且人家都说，顺产的孩子聪明。"

"您听谁说的，那么多剖宫产的孩子，也没见人家傻呀？"我对婆婆说的后半句话十分不认同，因为现在的小孩有一半都是剖宫产生出来的，个个都像小人精一样，聪明得不得了，跟顺产生下来的小孩，在智力上根本没有区别。

"人家都这么说。你可别学有些女孩子，自己能生，却怕疼，还怕阴道松弛，影响性生活什么的。甚至还有些女孩子，为了乳房不下垂，竟然有奶都不给孩子喂，就让孩子喝奶粉。"

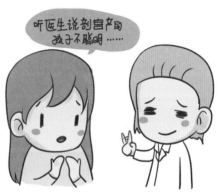

"哎哟，我是那样的人吗？我是

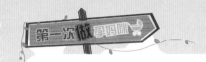

孩子亲妈，肯定是怎样对孩子好，我就怎样做。可是，顺产也不是那么容易的，万一顺不下来，最后还得再挨一刀，那就是受两次罪，所以提前做好决定比较好。我现在就是怕自己最后受不了那个疼。"我对婆婆实话实说，因为我从小就特别怕疼，不小心被小刀划破了皮，都会哭鼻子。

"疼是免不了的，但是还没听说哪个女人因为生孩子而疼死的，最后不都是忍着疼生下来了。你以为你剖宫产就不疼了？只不过一个是生前疼，一个生后疼。我们隔壁李大妈家的儿媳妇，就是怕疼，早早就跟医生说要剖宫产。生的时候倒是痛快，结果恢复的时候才费劲呢，一个多星期她都没下床。后来因为孩子，还把伤口给撕裂了，又进了次医院。都生完两三个月了，只要一遇到阴天下雨，伤口就疼。"婆婆说完还撇撇嘴。

听了婆婆这堂"分娩课"，我不但没有下定决心，反而更加犹豫了。到底是生呢，还是剖呢，是忍受生前的疼呢，还是生后的疼呢？

💗 姐妹淘心语——顺产还是剖宫产？

到底是生，还是剖，每个即将生产的姐妹们都纠结过这个问题。尤其在有了"前车之鉴"后，孕妈妈在选择时就会更加困难，可谓是"前怕狼，后怕虎"。其实，顺产和剖宫产，并不能单方面地去评判哪种更好，两者各有利弊，选择时应该从更适合自己的角度去考虑。

首先，顺产对于产妇而言，身体创伤小，顶多就是遭遇侧切，这个伤口恢复很快，尤其是现在有了那种直接被皮肤吸收的缝线，就更加省事了。其次，顺产的产妇产后身体恢复很快，短时间内身体就基本恢复了。还有，顺产的产妇乳汁分泌好，大多不用为奶水着急。

从心理角度讲，如果女人没有经历过"生得伟大"这个过程，似乎生命都是不完整的。但是顺产并不是没有缺点，顺产的阵痛，还有产妇内心对阵痛的恐惧，都是一种超出常人忍受的折磨。

剖宫产的优点：首先，产妇不需要经历长时间的阵痛，分娩前也不会因为阵痛而感到不安；其次，剖宫产的产程比较短，且胎儿娩出不需要经过骨盆。当胎儿宫内缺氧，属巨大儿或产妇骨盆狭窄时，剖宫产更能显示出优越性。

至于剖宫产的缺点，也是有目共睹的，比如：身体创伤大，恢复慢；在手术时要进行麻醉，具有一定的危险；术后因为身体不适，不能马上给宝宝喂奶，可能导致母乳分泌不畅。

从产妇的角度讲，到底如何选择，就要根据自身的情况了。正常情况下，大部分的产妇都能够顺产。除非有特殊情况，例如：顺产有难产的危险或是产妇的身体状况不能顺产的，此时，就要听从医生的建议，不要盲目坚持顺产，最后给自己和宝宝带来危险。

从宝宝的角度看，顺产的宝宝经过产道的挤压，可以对宝宝脑部呼吸中枢和血液循环加强刺激，出生后更容易激发呼吸，还可促进宝宝口、鼻、肺中的羊水和黏液挤出，有利于防止吸入性肺炎。而剖宫产的宝宝没有经历过这一过程，以上好处就不及顺产宝宝。至于民间传说，顺产的宝宝更聪明，则没有任何科学依据。

⚙ 患上上厕所恐惧症

这人要是倒霉起来，喝凉水都塞牙，这几天一直诸事不顺。晚饭我说想吃韭菜馅的饺子，婆婆立刻跑到菜市场买来韭菜给我包。婆婆走后，我准备洗个澡就睡觉。结果洗到一半的时候，忽然停电了，暖霸罢工，卫生间里的温度骤降几度。千万别把我冻感冒了，我在心里祈祷着，然后抓紧时间将身上的泡沫冲洗干净，然后小心翼翼地穿好衣服。

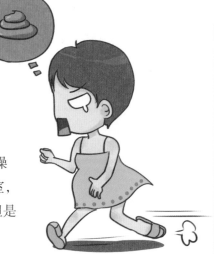

结果，我一出了卫生间，电就来了，同时也看到老公风风火火地从外面回来。一进门他就说："到时间充电钱了，结果这两天一直忙给忘记了。刚才是断电提醒，我又插了一下电卡，应该能凑合用过今天晚上。"

"这电停得真是时候，怎么不在你洗澡的时候停呢？"我一边抱怨着，一边走向卧室，钻进了厚厚的被子里，结果真的没感冒，但是有比感冒更悲催的事情。

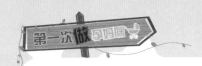

夜里，我被一阵很大的肠胃蠕动声惊醒，然后就感觉到肚子隐隐作痛。因为肚子太大了，具体哪里疼也感觉得不太清楚。过了一会儿，肚子疼的感觉更加明显。不好，要拉肚子了。我连忙起身，反穿着拖鞋就跑向卫生间，屁股刚一坐到马桶上，就听见一阵稀里哗啦的声音伴随着肚子的剧痛，一泻而出。

起身后，肚子不那么疼了，我想：可以继续睡觉了吧。结果刚躺到床上不超过半小时，就在我迷迷糊糊快要睡着时，肠胃蠕动的声音再次席卷而来。于是，我又一次坐在了马桶上。一晚上，折腾了4次，直到快天亮时，我才迷迷糊糊地睡着。

老公早晨一睁眼，吓了一跳，"你的脸咋这么白，眼圈咋这么黑？一夜之间变国宝了。"他还自以为幽默地开着玩笑。

我眼睛都懒得睁开，有气无力地对他说："你睡得像死猪一样，我一夜上了4次厕所，都快拉脱水了，你都不知道。"

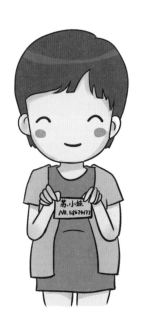

"啊？这么严重，一定是昨晚洗澡着凉了。别睡了，我们去医院看看。"说完，老公就要拉我起床。

"我折腾了一晚上，实在太困了，先让我睡一会儿，等我睡醒再去。"说完，我就沉沉地睡着了。

等我再次醒来，已经是上午十点半了，桌子上摆着牛奶和鸡蛋，老公坐在沙发上等着我。见我醒来，说："吃点东西后，我们就去医院。"腹泻一晚，肚子都空了，一盒牛奶和两颗鸡蛋很快就进了我肚子。

到了医院，医生听我说了情况后，给我量了血压，听了胎心，这一切都还正常。"孕晚期拉肚子可不是好事，万一引起宫缩，很容易早产。"医生说。

这一下把我吓坏了，"那怎么办呀？"我连忙问医生。

"回去以后什么也别吃了，尤其是油腻的、不好消化的食物。就喝点小米粥，先把肠胃养一养。"医生一边将情况写在我的病例上，一边说。

"牛奶鸡蛋都不能吃了吗？"自打怀孕后，我没离过这两样食物。

"不能，等好了再吃。"医生的回答斩钉截铁。

一旁的老公用同情的眼光看着我，却被我狠狠瞪了一眼。我心里想：要不是你忘了充电钱，我肚子能着凉吗？

回到家后，已经接近吃中午饭的时间。老公给我煮了一锅小米粥，然后自己用油煎了昨天剩下的饺子，一顿简单的午餐就做好了。看着老公狼吞虎咽地吃着饺子，我手中的小米粥顿时变得索然无味。

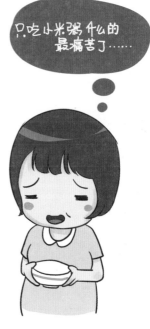

"给我吃一个吧，就一个。"我哀求老公道。

"那好吧，吃一个应该没事。"犹豫了老半天，老公才同意将一个最小的饺子放到了我的碗里。

没想到，就这一个饺子，又害我腹泻了一下午。每次肚子一疼，我都忍不住打个激灵，向上天祈祷着："千万不要早产啊。"到后来，肚子里稍微有点动静，我都怕得不行。直到确定是宝宝动，不是肠子动，我才松口气。

等到吃晚饭时，我都快没有走路的力气了。这一次我学乖了，不管老公吃什么，我都乖乖地喝我的小米粥。

当天晚上，总算是睡了个安稳觉。夜里做梦，都梦见自己在上厕所。第二天，又喝了一天的小米粥，去厕所的次数总算正常了。但是一想到"早产""腹泻"等，就对上厕所有了一种恐惧感，生怕在厕所时，宝宝就要出生了。

💜 姐妹淘心语——孕妈咪腹泻怎么办？

由于怀孕会使人体内的激素水平发生变化，胃排空时间延长，小肠蠕动减弱，所以，怀孕的姐妹们极易受到外界的影响而导致腹泻。腹泻一般包括以下几种原因：

❶ 细菌、病毒经消化道感染。

❷ 食用了变质或是易引起过敏的食物。

母亲对我的爱之伟大让我不得不用我的努力工作去验证这种爱是值得的。——夏加尔

171

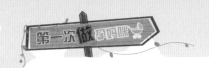

❸ 还有一些其他疾病,如甲状腺疾病、结核、结肠炎等。

孕期腹泻有一定危险,它会引起孕妈咪脱水、电解质紊乱,影响营养物质的吸收,影响胎儿的生长发育,严重时还会引起流产或早产。

但是孕妈妈也不要过度紧张,因为紧张的情绪同样不利于胎儿发育。发生腹泻时,首先要到医院确认胎儿和自身的健康情况,然后再根据腹泻的情况,进行治疗。

❶ 情况不严重者,可能是由于腹部受凉引起的,要多注意保暖,适当添加衣物,喝点热水。

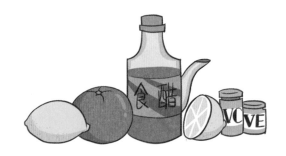

❷ 一旦发生腹泻,孕妈妈首先要想到及时补液,补充因腹泻丢失的水分和电解质。可以在温开水里放一些食用盐,咸度以尝不出咸味为宜。这样就能及时补充水分和电解质,预防脱水。饮食上,要将平时食用的食物换成流质易消化的食物,比如可以安神养胃、缓解腹泻的小米粥。

❸ 将苹果蒸熟,也能够起到止泻的作用。因为苹果中含有果胶,如果是生吃苹果,果胶可软化大便,与膳食纤维共同起着通便的作用;但是蒸熟后的苹果,果胶作用则相反,不但能够吸收细菌和毒素,还能起到收敛、止泻的作用。

❹ 如果腹泻严重,则应立即咨询妇产科医生,根据医生的建议服药,千万不可自行服药,以免对胎儿造成不利影响。

⚙ 我的脸不能看了

早晨一睁眼,我就发现眼前有一双大眼睛盯着我看,那情景就像是恐怖电影里的画面,吓得我"啊"地大叫了一声。这一叫不要紧,把盯着我看的人也吓了一跳。老公迅速把头往后挪了挪，说："你怎么说醒就醒了，一点征兆都没有？"

"你还说我！你大清早不起床，干吗睁着大眼睛盯着我看，还离这么近，好吓人。"我仍旧有些惊魂未定。

"我忽然发现你脸上长色斑了，所以想近距离确认一下。"老公指着我的脸说。

"什么？我的脸上长色斑了。在哪儿，多吗？"我一听说自己脸上长斑了，立刻跳到梳妆台旁，仔细观察了一下自己的脸，果不其然，老公没有忽悠我。我的鼻子周围，眼角下方都长了色斑，而且面积不小。怎么之前我没有发现呢？要知道，照镜子是女人每天的必修课。

可是自打肚子鼓起来后，我的全部注意力都集中在肚子上了，照镜子不再照脸，因为照脸也没用，不能化妆。所以每次都只照肚子，通过镜子观察自己的肚子有没有又大一点，完全忽略了自己脸部的变化。要不是老公看到，我还不知道要等到猴年马月才能发现呢。

这下完了，本来挺着个大肚子就没什么美感了，现在又长了满脸的斑，可怎么出去见人呀？想到自己之前光滑水嫩的皮肤，现在却变成这样，不用说老公了，我自己都有些嫌弃自己了。肚子上的妊娠纹毕竟别人看不到，可是这脸上起了斑，别人都能看到，作为女人，最不能忍受的就是自己变丑。

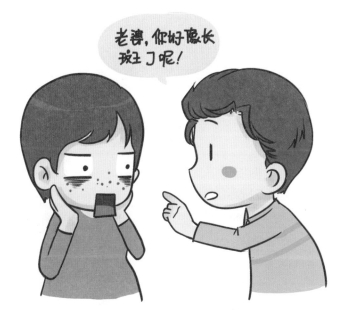

母性的力量胜过自然界的法则。——芭芭拉·金索尔夫

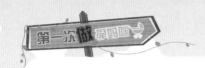

于是，我想到了美白祛斑的产品。可是上网一查，网上都说怀孕期间不要使用任何美白祛斑的产品。因为美白祛斑的产品中都含有一定量的汞，在怀孕期间使用这些产品会对胎儿产生不好的影响。为了宝宝的健康，我也只能放弃这个想法，向上天祈祷：等生产完后，还我一张洁白无瑕的脸蛋。

♥ 姐妹淘心语——孕妈咪如何避免妊娠斑？

姐妹们在怀孕期间，因为体内内分泌变化引起某些部位皮肤的色素沉着，皮肤会逐渐开始变得暗淡无光，甚至出现妊娠斑。有些孕妈妈担心护肤品会对胎儿产生不利影响，为了宝宝的健康考虑而放弃使用护肤品，因此经常让皮肤"裸奔"。其实这种做法也不完全正确，有时反而更容易形成肌肤问题，加大产后肌肤修复的难度。所以一些基础的护肤保养，孕妈妈还是要做到，即保证皮肤清洁、保湿和防晒三项工作。另外，一定要选择对胎儿无害、成分温和、功能单一的护肤品。

在日常的生活中，每天吃一片维生素 C 和维生素 E，可达到祛斑的作用；西红柿中含有丰富的谷胱甘肽，适当吃一些西红柿可以抑制色素的形成；在洗脸时，水中添加一点食醋，也能够减轻色素沉着；柠檬也是美白佳品，经常喝点柠檬汁，不仅可以美白肌肤，还能达到祛斑的效果。

⚙ 慢动作家务活

天气越来越冷了，今天一早醒来，竟发现地上有一层薄薄的白霜。

"妈，外面是下雪了吗？"我问刚刚进门的婆婆。

"有点雨夹雪，地面上挺滑的。我看你今天就别出去散步了，身子越来越重了，万一摔倒了，可不是闹着玩的。"婆婆说。

"嗯，我觉得也是，今天就在家休息了。"我说。可是话虽

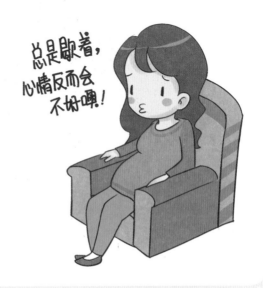

总是歇着，心情反而会不好哦！

这么说，我内心还是有点小失落，改变了日常的生活习惯，突然闲了下来，我有点不知道该干什么好。

这时，我忽然想起来前段时间从网上采购的那些东西，还有一些亲戚朋友送来的小孩衣服。我想应该提前把它们洗出来才是，不然用的时候又来不及洗了。于是我将已经放在收纳箱里的衣服一件一件全都找出来，然后就泡在了洗衣机里。鉴于宝宝的衣物不能跟大人的用品放在一起清洗，之前我专门买了一瓶婴儿洗衣液，还有一个专门洗宝宝衣服的大盆子。

婆婆见我手忙脚乱地收拾这些东西，也忍不住过来帮忙。一边忙活一边说："小妹呀，你可得慢慢来啊。别碰着自己，也别抻着肚子，听见没有？你就只管洗衣机里的衣物就行了，放在盆里的宝宝的衣服我来洗，你现在大着肚子，不能蹲着。"

"嗯，我知道了，妈。"回想自己从怀孕到现在，家务活基本就没怎么做过。起初是老公包揽了大部分的家务活，后来婆婆来了，每天做饭收拾房间的活，婆婆就全包揽了。

没想到这做家务也能成瘾，洗过衣服后，感觉自己又闲了下来，我就想着找点其他家务活干。忽然想到衣柜已经很久没有收拾了，收拾衣柜不是老公的强项，现在衣柜里面早已经乱糟糟的了，本来打算等自己生产完再收拾呢，既然我今天觉得闲，就一并收拾了吧。

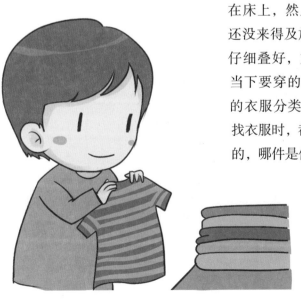

我先把衣柜里的衣服全部抱出来放在床上，然后开始分类，把秋天穿的还没来得及放进收纳箱的衣服找出来，仔细叠好，放在一边。剩下的衣服是当下要穿的，我把自己的衣服和老公的衣服分类叠好，省得老公每天早晨找衣服时，都会傻傻分不清楚哪件是我的，哪件是他的。

叠好衣服后，我再将衣服一件一件整齐地码放在衣柜里。以前不到一个小时就能做完的

贤母使子贤也。
——韩婴《韩诗外传》

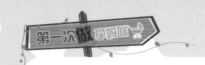
家务，今天用了快三个小时。原因就在于，我一直是慢慢来，不敢弯腰时间太长，因为腰会酸。只好一会儿站着收拾，一会儿坐着收拾。

整理完大衣柜后，就到了睡午觉的时间。睡醒后，我又把家里的地拖了一遍。就这样断断续续地做下来，天也慢慢地黑了。一天就这样过去了，而我的劲儿似乎还没使完，这难道是生产前兴奋症？

💗 姐妹淘心语——孕晚期做家务要小心哦！

到了孕晚期，孕妈妈的身体会越来越笨重，行动也十分不便。当遇到天气状况不好时，孕妈妈只能"蜗居"在家中，但是长时间坐着或躺着，会让孕妈妈的消化功能降低，造成营养不良或便秘。无所事事的感觉，还会让孕妈妈出现精神不振、乏力、头痛、情绪急躁等不良现象。这时候，适当做一些家务活，不但能够让孕妈妈得到锻炼，还能舒缓孕妈妈的情绪。

但是，由于身体的原因，孕妈妈在做家务时，一定要注意以下几点：

❶ 天气寒冷时，不要用冷水洗衣服、洗碗，否则很容易受凉。

❷ 不要登高或弯腰拿东西，也不要抬重物。

❸ 手洗衣服、擦地板等家务活会让腹部受到压迫，因此不要长时间从事此类家务活，以免压迫到子宫，引起早产。

❹ 不要站太久，做一段时间的家务活，就要坐下来休息一会儿，做到劳逸结合。

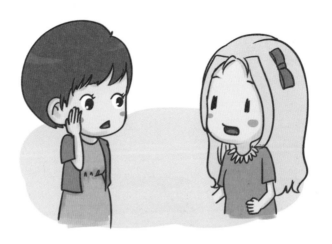

有些孕妈妈不适合做家务，比如：体态臃肿、灵活度不够者；有早产危险，需要卧床休息者；有活动性出血或出现破水者；只做简单家务，也会诱发子宫收缩者；做家务时出现呼吸急促者。有以上状况的孕妈妈，就要以自身的安全和宝宝的健康为首要考虑因素，少做家务或不做家务。

九月胎教指南——音乐胎教

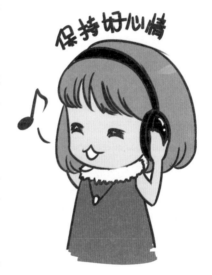

音乐胎教对胎儿智力开发具有特殊功能。优美的音乐能使人获得美感，陶冶人的情操。孕妈妈听音乐，不仅能调节自身情绪，对胎儿也很有好处。实践证明，受过音乐胎教的宝宝，出生后喜欢音乐，反应灵敏，性格开朗，智商较高。

在孕妈妈心情烦躁的时候，舒缓、轻柔的音乐是安抚情绪，让孕妈妈慢慢平静下来的有效方式。例如：丝竹乐《春江花月夜》，能有效缓解孕妇的不安情绪，适合孕妈妈在孕早期情绪暴躁时倾听；古筝曲《渔歌唱晚》适合孕妇在睡眠不好时听，它乐声悠扬，能使孕妇的情绪回归平静。当然孕妈妈也可以在轻松愉快的心情下听音乐，这有助于改善孕妇的微循环，从而为正在子宫内生长发育的宝宝提供优良的宫内生活环境。

胎儿在孕中期就已经具备了听力，因此在孕晚期可以适当给胎儿听些音乐。给胎宝宝听的音乐应选择那些委婉柔美、轻松活泼、充满诗情画意的乐曲。如中国古典乐曲《梅花三弄》、二胡曲《二泉映月》；西方古典乐曲《A大调抒情小乐曲》《仲夏夜之梦》；现代音乐《让世界充满爱》《好一朵茉莉花》等。

进行音乐胎教时，音箱可以放在离孕妈妈 1.5 ~ 2.0 米之间的距离，胎教音乐最好每天播放 1 ~ 2 次，每次 20 ~ 30 分钟，音量不宜太大，应控制在

大多数的母亲既慈爱又严厉，有的母亲慈爱，有的母亲严厉，而母爱是相同的。——赛珍珠

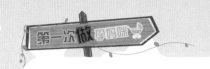

45～55分贝之间。

　　需要提醒孕妈妈注意的是，听音乐时，如果把传声器直接放在腹部，其高频声音对胎儿内耳基底膜上面的短纤维刺激较强，耳蜗底部容易遭到破坏，导致有的胎儿出生后，听力受到损害，轻者仅能听到说话，而对高频声音听不到，重者则终生耳聋！因此，为了保险起见，孕妈妈最好不要直接将耳机放置在腹部，以免造成终生遗憾。

　　另外，目前市场上销售的"胎教音乐"磁带，劣品较多，绝大多数音乐的节奏与胎儿的心率不和谐，而且音量难以控制，让胎儿听了有害无益。

　　为了谨慎起见，音乐还是以调节孕妈妈心情为主，多听听舒缓、轻柔、欢快的乐曲。那些悲壮、激烈、亢奋的乐曲会影响孕妈妈的情绪，对胎儿的正常发育不利，不宜选用。

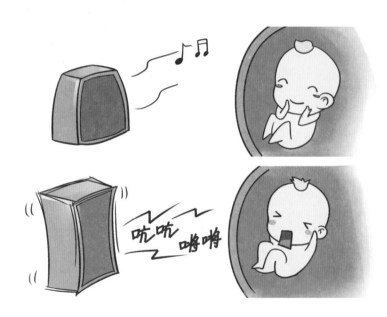

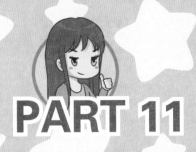

PART 11

怀孕第十个月——
宝贝，我们终于见面了

临近生产，孕妈咪要为分娩做好准备。如果孕妈咪出现临产征兆，应该及时入院待产，生产时要学会缓解紧张情绪，配合助产人员，以便顺利分娩。月子期间，孕妈咪要注意休息和饮食调养，以促进身体恢复。

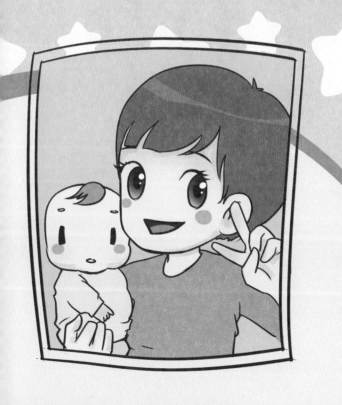

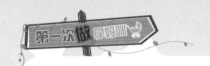

 怀孕第十个月——宝贝，我们终于见面了

最后的二人世界

说起来，和老公从认识到结婚，已经有五年的时间了，我们的关系也一直如热恋般亲密，即便我们生气吵架时，也还是会时刻想着对方。要宝宝，是我们俩共同的决定。现在面临宝宝马上要出生的现实，我的心情却有些复杂。最初因为身体的原因，恨不得宝宝早点出来，自己好恢复身轻如燕的身材。可是现在一想到宝宝出生后，我和老公之间就多了一个人时，我心里竟隐隐约约有些后悔的感觉。

没有宝宝之前，在休息日，我们可以一起出去郊游，可以拍各种甜蜜姿势的情侣照。可是宝宝出生后，我们要么带着宝宝一起出行，要么就不能出行。带着宝宝出行后，我们的情侣照里，就会多出一个身影。没有宝宝之前，我和老公每天抱在一起睡觉，有了宝宝，我就要抱着宝宝睡觉。更让我感到郁闷的是，以前我们小两口的二人世界过得肆无忌惮，只要兴致来了，我们可以在任何时间、家里的任何地方亲热，不用避讳他人，可是现在有了宝宝，做这些事情时，就要有所收敛，而且越往后，越不能放肆自己……

想到这些，我就很郁闷，怀疑自己当初决定要宝宝时，为什么放着好好的日子不过，偏偏要生个孩子出来呢？

当我把这些想法告诉老公后，老公先是哈哈大笑，然后又很认真地说："确实很有道理。不过我们迟早要做父母的，与其现在后悔，不如好好利用这所剩不多的几天，好好享受我们的二人世界。"

"怎么享受？我现在大着肚子，没办法去旅游，也没有办法和你亲热。"我问老公。

"这个你就不用管了，一切包在我身上。"说完，老公冲我狡黠地眨了一下眼睛，继续说，"现在你就赶快睡觉吧。"

当晚，我梦到老公带着我到了我向往已久的海南三亚，我们光着脚在金色的沙滩上奔跑、拍照，还在丛林中泡温泉，别提多惬意了，似乎完全忘记了我的大肚子。

当早晨醒来，发现这仅仅是个梦，我别提多失落了。而此时，老公已经去上班了，百般无聊的我，只好坐在沙发上等着无聊的一天过去，同时心里咒骂着老公："还信誓旦旦地说包在他身上，结果还不是把我一个人扔家里去上班了。老公简直太可恶了！"

结果中午吃完饭，老公就回来了，手里还捧着一束玫瑰花，说要邀请我下午去看电影。这突如其来的浪漫，让我不敢相信此刻站在我眼前的就是那个像榆木疙瘩一样不开窍的老公。左看右看，确定老公不是别人伪装的后，我才开始抱怨："干吗买这么一大束花，那得花多少钱呀！现在宝宝马上就要出生了，我们得攒钱，知道不？"话虽这样说，但心里的幸福都快要溢出来了。

老公对我的抱怨毫不介意，放下花就说："走吧，我买的电影票快到时间了。这么多年都没带你看过3D电影，今天咱们就去万达广场看3D。"天呢，前面还在心疼玫瑰花的钱，没想到更大的坑还在后面。万达广场的一张3D电影票，少说也得将近两百块钱，像老公买的这种刚上映的片子一定更贵。现在我恨不得抽自己两嘴巴子，说什么二人世界，一句话五六百块钱就这样进去了，这些钱能给孩子买多少尿布呀。

但是票都买了，就去吧，还好万达广场离我们家并不远，我和老公溜达着就到了。检票时，人家看我挺着个大肚子，眼睛都瞪圆了，估计是怕我生

年轻的时候，她说我是一个好孩子。有这样一个忘我牺牲的模范母亲，又怎能不做一个好孩子呢？——李斯特

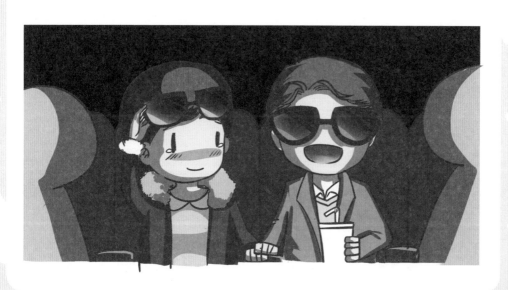

181

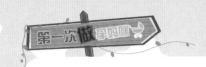

在放映厅里，于是千叮万嘱地对我说："千万小心里面的台阶，熄灯后就不要乱走了，太危险。"为了让人家放心，我连连点头。

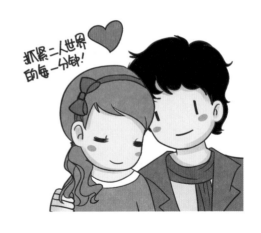

进了放映厅后，老公把我安置好，就出去买吃的东西了。没多一会儿，他就捧着饮料和爆米花进来了，"怀孕这么久，这些东西都不敢让你碰，今天就允许你破次戒，放开吃吧。"老公倒是大方，可我却不得不为肚子里的宝宝考虑，只稍微抿了一口饮料，吃了几个爆米花，便作罢了。

看完电影，我和老公手牵手走在回家的路上，心里想到一句歌词："只要爱对了人，情人节每天都过。"一直以来我都觉得老公不够浪漫，有时候也会怀疑自己是不是爱错了人，今天终于可以很肯定地告诉自己："我爱对了人。"

💙 姐妹淘心语——孕十月指南

进入孕十月，怀孕的姐妹们就要面临生产的问题了。现在的两口之家，马上就要变成三口之家。从前的妙龄少妇，就要变成超级辣妈了。此时孕妈妈的心情会很复杂，严重者还会发生产前焦虑的情况。

此时，孕妈妈要充分利用这段时间，和老公享受一下二人世界。因为以后，这种日子就一去不复返了。

除了享受二人世界以外，孕妈妈在这个月还要注意充分摄取营养，但同时也要限制脂肪和碳水化合物的摄入，以免胎儿身体过大，影响顺利分娩。为了储备分娩时所需的能量，孕妈妈要多吃富含蛋白质的食品。此时，孕妈妈还应停止服用鱼肝油，避免加重新陈代谢。

即将分娩，孕妈妈随时都会遇到破水、阵痛的情况，所以要避免独自外出或长时间待在户外。虽然此时孕妈妈的身子更加笨重，但是适当的运动仍不可缺少，同时注意不可过度，以免消耗太多的体力，影响分娩。

当没有出现要生产的迹象时，孕妇可以照常洗浴，以保持身体洁净。如果孕妇已经发生破水或出血等分娩征兆，就应停止洗浴。

与此同时，孕妈妈也要开始准备入院所需要的用品，以备不时之需。

❶ 服饰：除了要准备入院时穿的衣服以外，还需要准备一套出院时穿的衣服。同时，哺乳文胸和防溢乳垫也必不可少。

❷ 日常用品：水杯、可加热的饭盒、筷子、汤勺、吸奶器等，最好再准备一些吸管，因为孕妇产后不方便起身，用吸管可以减少许多麻烦。

❸ 卫生用品：除了日常要用到的洗漱用品以外，卫生巾也必不可少，因为分娩后，残留的恶露会断断续续从阴道排出来，一定会用到卫生巾。

❹ 宝宝用的东西也要准备，例如宝宝衣服、包裹的被子、奶瓶、尿布、奶粉等。

虽然上述的东西随时都可以买到，但是有备才能无患，提前准备好，总比需要时再手忙脚乱地去买强。

⚙ 宝宝是不是不想出来了

还有两天就是 12 月 1 日，我的预产期。当初怕小乔算得不对，到医院检查时，我又特地问了医生，医生在纸上算了半天，然后十分确定地告诉我："预产期就是 12 月 1 日。"

差不多一个星期前，别人见了我，都会说："看样子马上要生了吧？"即使那些不知道我预产期的人，只要看到我的肚子，都会这样说。现在，我的肚子已经开始向下坠，走起路来，两条腿之间就像是夹了一个大皮球。大家问得多了，我也觉得自己马上就要生似的，甚至可能不到预产期，宝宝就会提前出来。

距离预产期还有两天，让我奇怪的是，自己没有一点要生的感觉，既没有出现像电视里演的那样肚子痛，也没有出现见红、破水的情况，难道非要等到最后一刻才会有感觉吗？此刻全家人的注意力都在我身

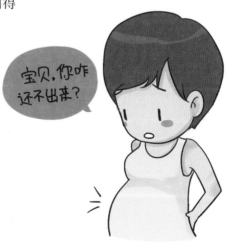

宝贝，你咋还不出来？

没有太阳，花朵不会开放；没有爱便没有幸福；没有妇女也就没有爱，没有母亲，既不会有诗人，也不会有英雄。——高尔基

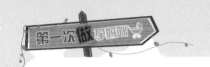

上，时刻准备着为肚子里即将出生的娃而奋斗。

每隔几个小时，老公都会问我同一个问题："老婆，有没有要生的感觉？"而我的回答一直都是："貌似没有。"老公问得多了，就让我产生了心理压力，似乎再不生，就有些对不起老公。虽然我知道，他跟我的心情一样，都是盼望着早点见到宝宝。

短短两天的时间，像是过了两年那么久。原本以为预产期那天一早，就会有要生的感觉，结果 12 月 1 日来临那天，我像往常一样醒来、起床、洗漱，依旧没有任何要生的迹象。看着我前一天晚上特地放在沙发上的待产包，以为今天一定会用得到。结果到了中午，我依旧没有要生产的感觉。宝宝是不是不想出来了？我在心里默默地想。或许到了晚上就会有感觉了吧，我这样安慰自己。

到了晚上，我不敢让自己睡得太沉，生怕在睡梦中感觉不到生之前的征兆。结果一夜无眠，换来的却是第二天依旧没有动静的肚子。我已经有些坐立不安了，"要不去医院吧，让医生给诊断一下。"老公提议道。

"我看行，把待产包也拎上，万一要住院，省得你再回来拿了。"我嘱咐老公。

然后我们就拿着待产包，出现在了医院里。医生听了胎心，摸了摸胎位，说："情况挺好的，就是孩子的头还没有入盆，还没有到生的时候。超过预产期还不生是很正常的情况，你也不必太担心，平时多走动走动。"

"那我什么时候才能生？"这是我最关心的问题。

"看情况还得三四天，这个也说不好。"医生也不能确定，这可怎么办？我和老公拎着待产包，不知道是去是留。

"那我们能提前住院吗？"老公问医生。

"你现在的情况其实不用住院的，早早住进医院，你们要多花冤枉钱不说，而且医院的床位也很紧张。"医生的回答句句在理，看来我们只能回家等消息了。

回家的路上，我忽然想到：既然有些生活习惯或食物可以让胎儿有早产的危险，那么现在是不是可以试一试，让宝宝早点出来呢？以前怕孩子早产，是因为孩子在肚子里还未发育完全，不能适应子宫外的环境。现在已经怀孕 40 周，孩子已经发育好了，完全可以适应子宫外的环境了。

第二天，正当我准备出去散步时，发现腹部的宫缩变得规律了，先是 10 分钟 1 次，接着是 5 分钟 1 次。这应该是要生的迹象了吧，我立刻告诉了老公，老公又打电话告诉了婆婆和我老妈。然后我们再次拎上待产包，奔向了医院。

这一次，医生允许我入院，不过他说我仍没有到真正生产的时候，还需要继续观察，现在我只是经历了有规律的宫缩，生产之前还要经历阵痛、见红、破水这些程序。现在除了耐心地等待生产以外，没有别的办法，除非用人工手段催产。我想：既然已经坚持了这么久，不在乎再等一等，于是决定等待自然生产的那一刻来临。

💗 姐妹淘心语——宝宝迟迟不出生怎么办？

经历了 40 周漫长的妊娠期，怀孕的姐妹们最期待的一天就是预产期。如果到了预产期宝宝还没有要出来的迹象，就会让孕妈妈很郁闷，同时也会很着急。

如果过了预产期还不生产，孕妈妈们最好赶紧到医院，请医生确定预产期是否正确。通常，实际生产日期比预产期提早几天或是推后几天，都是正常的。只要妊娠期没有达到或超过 42 周，就不算是过期妊娠。如果妊娠期达到或超过 42 周，则是过期妊娠，会对胎儿造成不良影响，甚至导致胎儿死亡，这个时候孕妈妈就要格外注意。

针对到了预产期还不生产的情况，如果产检一切正常（包括胎儿体重超过 2500 克，孕妇无妊娠并发症等），孕妈妈们可以通过运动进行催产，比如每天散步 30 分钟以上，或是做一些简单的家务活。必要时，孕妈妈还可以到医院进行催产。在催产前，医生必须要先检查胎儿的健康状况和孕妈妈的宫颈，然后再确定使用前列腺素等催产药物。如果使用催产药物还不能自然生产时，孕妈妈就要考虑剖宫产了。

⚙ 万一我有什么不测

一住进医院，就碰到一个当日临盆的孕妇，并且她的床位恰恰就在我旁边。看着孕妇的家属在病房里进进出出，脸上的表情期待中带着凝重，我心里也跟着七上八下的。婆婆和我老妈更加好事，直接跟着家属站到了产房的外面。每隔一会儿，就进来向我"汇报"一下情况。

"我们站在产房外面一点声音都听不到，那个孕妇还真坚强，叫都不叫一声。"

"原来医生不让乱喊的，怕力气都用在乱叫上了。"

当母亲逝世时，我身心交瘁，简直要垮掉，我几乎不知道如何生活下去。
——希思

185

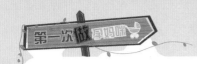

"刚出来一个护士，说是小孩头出来了，一会儿就知道是男是女了。"

"生出来了，生出来了，是个男孩，可把他们家里人高兴坏了。"

"原来是谁签字谁抱孩子，到时候我们谁签字呀？"

……

就这样，她们两个老太太一会儿一趟，一会儿一趟，直到产妇躺着被推进了病房，她们两个人才一个帮人家拿着输液瓶子，一个帮人家推着床走进了病房，还真是一对热心的妈。我躺在自己的床上，看着产妇虚弱无力地躺在床上，脸色像窗户纸一样白。

"看这样子，像是开刀了？"婆婆打探道。

"会阴侧切了一下。"产妇家属回答。

"哦，真是受罪了。"婆婆似乎感同身受地说。

"什么叫会阴侧切？"我问老公，结果却看见他同样一脸迷茫的样子。

"就是在孕妇的会阴处切开个口子，为了能让孩子顺利生出来。"老妈在一旁解释道。

"那会打麻药吗？会不会特别疼？"我紧张地问老妈。

"不打麻药，缝针的时候都不打。那时候你疼得都麻木了，根本感觉不到这点疼了。"老妈回答。

天呢，用刀切开肉，再用针缝上，那得多疼呀！而更恐怖的是，相对于分娩时的疼痛，这竟然是九牛一毛。我用讨债似的眼神看着老公，意思是想让他知道：看看，女人生个孩子容易吗？为了给你生孩子，我要承受多大的痛苦。而老公此刻估计已经吓傻了，他只知道生孩子会很疼，却没想到会这么疼。

下午的时候，那名产妇已经恢复了体力，可以断断续续地说一些话。旁边陪床的应该是她的母亲，絮絮叨叨地跟躺在床上的女儿说起了另一个刚刚生产完的产妇。

"你是不知道，我在走廊里看到那些接生的护士都满身是血。听说那个产妇上了产钳，流了好多血，她老公当时吓得脸都白了。最后还好是母女平安，真是上天保佑……"

陪床的大妈还说了些什么我已经完全听不进去了。心里只想着：如果我遇到了这种情况怎么办，我还能坚持下来吗，万一最后大人和孩子只能保一个，老公会选择谁呢？

"万一我在生产时遇到了意外，你会保大人还是保孩子？"我问正在一旁玩手机的老公。

"啊？你说什么？"我都要生产了，这家伙还有心思玩手机，简直太可恶了。

"我说万一我在生产时有什么不测……"

"不可能，现在的医疗技术这么发达，一看情况不对，就直接给你剖宫产了。"老公没等我说完，就打断了我的话。

"可是如果有万一呢？"我不死心地接着问，"你会选择保大人，还是选择保孩子？"

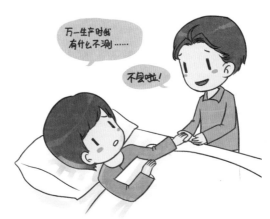

"你的脑子都想些什么呀？"老公用手指狠狠戳了我脑袋一下，然后接着说，"你放心，你肯定不会有事的，即便有事了，我当然会选择保老婆了。"

老公说出了我想要的答案，女人就是这样，总是不放过任何可以证明自己对于老公"很重要"的机会。但是想到自己怀胎十月所经历的艰辛和痛苦，体内的母爱油然升起，"不行，你得选择保孩子。我这么辛苦怀了他，就是为了让他来到这个世界。老婆嘛，你还能娶个年轻漂亮的。"

其实最后一句话我说得很违心，哪有女人愿意自己的老公再娶一个老婆呢！

"你能不能别乱想了，赶快好好睡一觉，养精蓄锐才是最重要的。"老公实在是受不了我的杞人忧天了，赶紧阻止我胡思乱想。

💗 姐妹淘心语——生产时的考验

即将分娩之际，孕妈妈除了会害怕生产带来的疼痛以外，还会担心在生产时遇到危险。那么，孕妈妈在生产时都会遇到哪些危险呢？

我的第一个启蒙老师是我的母亲。——茅盾

胎盘早剥

正常的情况应该是胎盘在胎儿分娩后才会剥离，但如果孕妇患有妊娠期慢性肾炎等疾病，或是腹部受到撞击，或是意外摔倒受伤，或是长时间仰卧使子宫血管压力升高，或是胎儿脐带过短或脐带绕颈等，就有可能出现胎盘与子宫壁分离，出现胎盘早剥的情况。

子宫破裂

子宫破裂是一种极为危险的突发状况，如果得不到及时的救治，孕妈妈和宝宝的生命都会受到威胁。

羊水栓塞

羊水栓塞是指在分娩时，羊水进入孕妇的血液循环中，引起肺栓塞、休克、弥散性血管内凝血等一系列严重并发症的产科危重症。羊水栓塞病死率高，很是凶险。

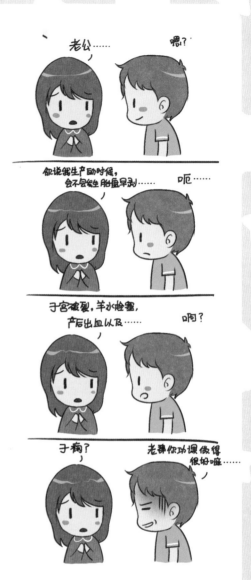

产后出血

产后出血大多发生在产后24小时以内，当产妇的出血量达到500毫升时，就可认定为产后出血。如果短时间内持续大量出血，孕妈妈就会迅速出现失血性休克，而失血性休克是引起孕妈妈死亡的重要原因之一。

发生子痫

子痫是妊娠期高血压疾病最严重的阶段，一般发生在产前、产时及产后的48小时内，如果没有得到及时的救治，在短时间内就会对母子的生命造成威胁。

❀ My God! 要痛十多个小时

第二天早晨起床后，我迷迷糊糊上卫生间，结果发现下面见红了，人瞬间就清醒了。连忙走回病房，摇醒了陪床的老公，然后两个人一起来到了值班护士那里。

护士睡眼惺忪地带我到检查室做内检，一切都还正常。护士就先让我回到了自己的病房中。一会儿医生又给我检查了一次。第二次检查完，医生说我情况还不错，问我是想自己生，还是剖宫产。

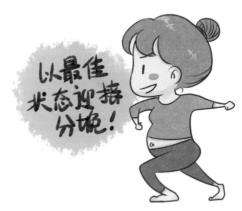

以最佳状态迎接分娩！

我想都不想，就说出："生，我要自己生。"医生听了，笑了笑说："那是等你自己发作，还是打一针催产针？"

想到自己熬了这么久，每天都想早点见到未出生的宝宝，于是又毫不犹豫地说："打针吧。"

"那就先用小剂量的试一下。"医生说完，就拿来一张纸，让我签上自己的名字。那一刻，我大有一种"壮士一去兮不复还"的悲壮感。

大约9点钟，医生给我输了一袋500毫升的催产针。不到10点，我就感觉到肚子有点痛，腰部也不舒服，那种疼痛感，每隔四五分钟或是六七分钟，就会重复一次，每一次疼上十几秒。隔壁床的产妇告诉我说，这是宫缩带来的阵痛，预示着我即将生产。这时候，我还可以忍受。

到了下午5点多，阵痛更强烈了一些，看看催产针，已经打了近300毫升。这时候医生说我的宫口已经开到了一指半，催产针不用继续打了，等到宫口开到了三指，就可以进产房了。我心想，这会已经开到一指半了，开到三指应该很快，说不定今天晚上就能见到小宝宝了。于是一边忍受着疼痛，一边期待着进产房。

结果没想到，十多个小时过去后，宫口才开到两指。疼了十多个小时，

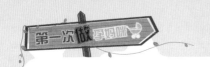

才开了半指，老天是成心跟我过不去吗？此时，每一次宫缩带来的疼痛更加剧烈，平均每四五分钟就疼一次，每次都要疼半分钟到一分钟，腰部的胀痛感也更加明显。老公在一旁看着我因为疼痛而紧紧抓住床栏杆的模样，十分心疼，说："如果疼就用力抓住我吧，床杆太硬了，别把手抓疼了。"然后就不由分说地将我的手牢牢地握在了他的手中。我每一次因为疼痛而用力时，都能感觉到老公也同样在用着力。

到了第二天早晨七八点钟的时候，婆婆和我老妈也到了医院，然后她俩就轮流用力帮我按摩腰部，以减轻我的疼痛感。就这样一直到了下午三四点钟，宫口还是只开了两指宽，此时我感觉自己已经疼得受不了了。老公怕我再这样疼下去，不等生就已经筋疲力尽了，于是去找了医生。医生说我此时宫缩不规律，强度不够，要到每两分钟疼一次，每次疼一分钟，才是生的时候。为了让我的宫缩规律一点，医生又给我打了一针催产针。

这一针下去，宫缩不但规律了，还让我疼得死去活来。之前虽然疼，但是我还能自己去个卫生间什么的，现在可好，疼得浑身发抖。这种折磨一直持续到晚上十一点，我的宫口才勉强开到了三指，我终于可以进产房了。

进了产房后，医生一边给我做胎心监护，一边陪着我一起等着。躺在冰冷的产床上，身边没有了亲人的陪伴，我感觉身体的疼痛更加剧烈了。也不知道过去了多久，宫口大约开到了四指，但是羊水还没有破。

这时候，医生帮我捅破了羊水，羊水很好，胎心也一直正常。既然宝宝都这么争气，那我也要继续坚持下去。又不知道过了多久，医生又给我打了一针催产针，让宫缩的频率更快。每次阵痛来了，我都把腿伸直，紧紧绷着脚尖，然后在心里默念："再坚持一下，再坚持一下就过去了。"那种疼痛感我这辈子都不会忘记，真的感觉自己就快疼死了。

就在感觉自己快要撑不下去的时候，一直陪着我的医生给我的主治医生打了个电话，意思是说我一直疼，但是宫口却没完全打开，要不要做剖宫产。主治医生接到电话后，就赶到了医院，看了我的情况，告诉我说："除了宫口开得不够大以外，你的顺产条件很好。你要是能坚持，就再坚持一下。要是实在受不了了，就安排你做剖宫产手术。"

我已经疼得说不出话来了，只能一边大喘着气，一边有气无力地告诉医生："不剖。"并不是我有多坚强，其实当时疼得我想一头撞死的心都有了，但是想到自己已经坚持了这么久，最后却放弃顺产，那还不如一开始就选择剖宫产，也省得自己疼这么久了。

医生见我不愿意剖宫产，就开始帮我按摩腰部，好让我舒服一点，又喂了我一些水，让我保持体力。当我疼到完全承受不住的时候，突然感觉从天而降一股力量，让我开始想要用力。医生告诉我现在宫口十指全开了，让我用力。

这一刻终于到了，想到了这里，力气就自然而然地使出来了。整个过程，我已经忘记了疼痛，只记得最后那一秒，随着一股暖流涌出，我的肚子瞬间消失了，整个人忽然轻松了许多。接着就听到一声婴儿的哭声，我躺在产床上，激动得掉下了眼泪。之前忍受着剧烈疼痛时，我都一滴眼泪也没掉。

"是个很健康的男孩。"医生告诉我说。

可我已经连笑得力气都没有了，只是向医生眨了下眼睛，表示我的感谢。护士给宝宝称重后，告诉我说："宝宝有七斤重，长得很可爱。"然后将宝宝抱到我面前给我看，一个皱巴巴的小东西，皮肤红红的，小眼珠转来转去地到处乱看。这就是我的孩子吗，我在心里问自己。曾经无数次想象过他的样子，现在终于见到了，却有一点不敢相信了，他真的是我生出来的吗？

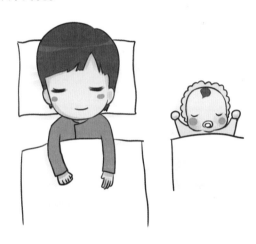

没等我看够，护士就把宝宝抱走了，产房外面还有更着急的人呢。不知道老公接过孩子会是什么表情呢？想到这里，我眼皮开始发沉，身体虽然轻松了，但是觉得好累。不一会儿就有些迷迷糊糊了，又过了一会儿，我感觉自己被推出了产房，耳边还有老公和妈妈的声音。

当我一觉醒来时，已经是第二天的下午。在医生的鼓励下，我尝试着下床自己溜达了一圈，还顺便称了个体重，结果还是比我怀孕前胖了十多斤。哎，真不知道这些肉什么时候才能减下去呢。不过再看看一边小床上正闭着眼睛睡大觉的宝宝，还有一家人脸上洋溢的幸福笑容，长十几斤肉也不算什么了。

没有比巴格达城更美丽，没有比母亲更可信赖。

——伊拉克谚语

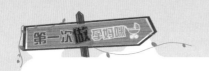

💗 姐妹淘心语——如何减轻分娩疼痛?

临近分娩时,最让姐妹们担心的,除了宝宝不健康以外,就是那传说中会非常非常疼的生产过程了。不管是从书籍中,还是从别人口中听到的,分娩的疼似乎都是常人无法忍受的,但是每个妈妈也都忍了过来。初次分娩的产妇通常要经历十多个小时的产程,非初次分娩的产妇通常要经历五个小时左右的产程。因为分娩时要消耗非常大的体力,产妇一定要保持充足的体力和良好的精神状态去迎接分娩,所以孕妈妈不管有没有胃口进食,都要逼自己尽量多吃一些东西,进食的时候要注意吃容易消化的食物,不吃油炸的食物。

对于那些准备自然分娩的姐妹们,有以下几种方式,能够帮助减轻分娩时带来的痛楚。

摄入充足的水分

孕妇阵痛时,由于呼吸的作用,一定会感到喉咙干渴。这时候可以喝一些饮品,为了方便,最好提前准备吸管。

生之前,先吃饱

从开始感觉疼痛到生产,一般都要经历 10 ~ 12 小时。在这期间,因为身体的不适,孕妇胃口虽然不佳,但是也一定要吃饭,最好是在阵痛还不那么厉害时,就先把肚子填饱。

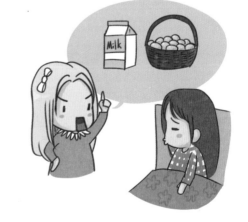

放松自己

放松自己不但可以使疼痛感不那么明显,也能帮助自己省掉许多体力。在入院前,可以准备一些杂志、音乐等,必要时这些东西能帮助放松。

可以吃片口香糖

当感觉强烈的阵痛来临时,可以咀嚼清凉的口香糖来达到转换心情的目的,因为当口中感到清凉时,心情也会比较舒畅。

穿着舒适的衣服

在病床上躺着时,孕妈妈不可能只采用一个姿势,可能会不停地变化姿势,这时候如果衣服过于紧绷,会增加身体的不舒适感。因此,在入院前,换上一身舒服的衣服是很有必要的。

按摩减轻疼痛

生产前,除了腹部会痛以外,腰部的酸痛也十分难忍。这时候,可以让家人帮忙按摩来缓解腰部不适。

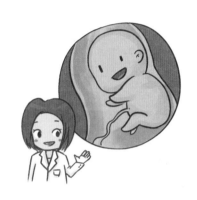

想想肚子里的宝宝

当所有的精神都集中在生产这件事情上时,尝试医生传授的呼吸法,也有利于孕妈妈减轻疼痛感。

⚙ 又一位辣妈诞生了

傍晚的时候,护士让婆婆给宝宝喂了一点水。到了晚上,宝宝开始咿咿呀呀地哭起来,"孩子可能是饿了。"婆婆说。

"可是我还没奶水呢,怎么办?"听着宝贝哭,我心疼极了。

"那也先让宝宝吸一吸,这样才能刺激乳房分泌乳汁。"婆婆说完,就把宝宝抱到了我面前。从生产到现在,我还是第一次把宝宝抱在怀里。小家

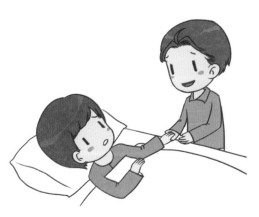

伙一碰到乳头,就像只小饿狼般咬住了我的乳头,用劲吸起来。我没想到他人不大,力气倒不小,把我的乳头吸得特别疼,可是为了让奶水早点下来,我只好忍着。

宝宝吸了半天也没吸出一滴奶,于是又开始哭闹,这时候婆婆用奶瓶冲了一点奶粉,喂给了宝宝。吃饱后的宝宝总算是安静

人们听到的最美的声音来自母亲,来自家乡,来自天堂。——威·布朗

193

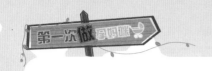

了，一会儿就躺在婴儿床上睡着了。

而我虽然浪费了不少精神，却是一夜无眠。一会儿想到万一自己没有奶怎么办？一会儿想着宝宝一个人躺在婴儿床上是不是睡得着？一会儿又想到，自己今后是不是就只能过这种披头散发的日子了？

第二天天一亮，老妈就拎着保温桶来了。里面装着小米粥和鲫鱼汤，我稍微喝了一点。下午睡醒觉，就感觉到开始胀奶了，整个乳房硬得像石头一样，肩膀稍微一用力，乳房就钻心地疼痛。本以为过了生产这一关，以后就不会再有大的痛楚，结果没想到胀奶的痛苦并不亚于生产前夕。

一旁的产妇看我痛苦的模样，对我说："胀奶是因为你的乳腺还没通，喝了鱼汤这些下奶的东西，乳房就胀了。你要是不怕疼，就揉一揉，把乳腺揉开了，奶就下来了。"

我不知道她的奶怎么下来的，我进产房前她还没奶，我从产房出来后，她就已经抱着孩子在喂奶了。我知道如果揉乳房会很痛，刚经历完生产的剧痛，现在还不想再次进入"地狱"，于是就想着先忍忍，说不定过一会儿乳腺自己就打开了。

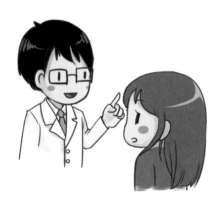

结果忍了一晚上，实在疼得受不了了，才让老公预约了催乳师。催乳师给我揉的时候，我并未感觉到传说中的那种疼，只是在揉到乳房根部时，才感觉到疼痛，不过那种疼跟胀奶时候的疼比起来，简直差远了。揉着揉着，就出来好多黄色的初乳，这可是极富营养价值的东西，结果一滴都没留到我宝宝嘴里，把我心疼坏了。

乳腺被揉通后，整个人都有一种脱胎换骨的感觉。过了一个多小时，乳房再次胀了起来，但是不是那种奶水堵在里面出不来的感觉。又过了十多个小时，我就完全可以喂奶了。本来还担心宝宝连续喝了几顿奶粉后，会排斥我的奶水。结果小家伙还挺认娘，我一把他抱到怀里，他就毫不犹豫地吸住乳头吮吸起来。

在医院住了三天后，医生说我一切状况良好，可以出院了。终于可以回家了，一路上我都兴奋得不得了，不停地对宝宝说："宝贝我们要回家了，高兴不高兴呀？"可是小家伙没一会儿就睡着了，真是让人扫兴。

一进家门，老妈就把我推进卧室，手脚麻利地将窗帘拉上，然后就让我上床躺着。虽说是顺产，但是我的身体还很虚弱，经历了从医院到家这一路的折腾，到家时，我的身体已经开始微微出汗了，奶水也溢了出来，透过领口，我都可以闻到自己身上汗水和奶水的混合味。

想着家里有暖气，穿得少些也无所谓，于是一上床，我就准备脱衣服，结果被眼疾手快的老妈一把拽住了，"不能脱，穿着。"

"可是我热，身上出了汗，衣服都贴身上了不舒服。"我回答说。

"那也不行，你听我的没错，我是你妈不会害你。你要是不听话，将来落下病根，有你受的。"老妈一副恐吓我的模样。

好吧，我忍着，穿着已经湿透的衣服乖乖躺在了床上。宝宝就躺在我身边，小眼睛闭着，偶尔还能看到眼珠在眼皮下活动，想必是在做梦呢。

中午，老妈给我熬了红糖小米粥。已经连续喝了几天小米粥的我，一看到小米粥，胃里就起了排斥反应。"怎么又是小米粥，我喝也行，但是能不能给我包榨菜？"我对老妈哀求道，没有坐过月子的女人永远体会不到几乎不吃盐的痛苦。

"不行，盐是锁水的，你现在得把身体里的恶露和水分排掉，盐吃多了就排不掉了，到时候就有小肚腩，这辈子都别想瘦下去。"老妈又恐吓我。

"那好吧，不吃榨菜了。"我彻底投降，我想没有哪个女人不在乎自己身材的，更何况我现在就是一个名副其实的胖子，我做梦都盼着自己能够瘦下去。

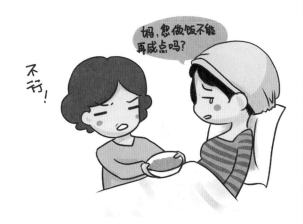

当天晚上，我在自己家的床上睡得格外香甜，中间就醒来一次，那是因为宝宝醒了，尿湿了尿布，换上干净的尿布后，他一会儿就睡着了。第二天一早，在我的强烈要求下，婆婆给我弄了一条热毛巾，我凑合着把身上擦了擦，总算是没有那股难闻的气味了。擦完后，我又将在产前就准备好的白色纱布一圈一圈地缠在腰上和胯部，别

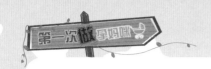

说这还真是个技术活，我自己缠了几次都没缠好。

婆婆本来反对我缠肚子，因为她们那个年代从来不缠这些东西，她怕我缠后有什么副作用，但是看我笨呼呼的样子，最终还是忍不住过来帮忙了。缠过几次后，我自己就熟能生巧了。还好我坐月子是在冬天，即便身体出汗，也不会像夏天那样闷热难耐。记得小乔坐月子时，也缠了纱布，但因为天气热，坐月子又不敢开空调，才缠了两天，小乔肚子上就起了一片片红红的痱子，最后只好作罢。

整个月子期间，我一直吃的是汤汤水水，所以奶水一直很足。由于喂奶的缘过，我还瘦了几斤，忘了是谁说的"吸奶等于吸脂"，看来还真是这么回事。否则每天喝那些油腻的猪蹄汤、鲫鱼汤之类的，不胖才怪。

在这里，必须隆重表扬一下我老公。本以为他还像个孩子，没想到宝宝出生后，他当起爹来一点也不含糊。有时候我起来喂奶，老公也跟着起来，将给宝宝洗屁屁的水、新的纸尿裤准备好，喂完奶后，再帮我一起换上新的纸尿裤，然后我们一家三口再一起入睡。有时候，宝宝不乖，为了让我多休息一会儿，老公就会默默地抱着宝宝哄他睡觉，等宝宝睡熟了，早已经困得睁不开眼睛的他，才会继续睡自己的觉。之前，听一些妈妈们说，有了宝宝后，男人会很开心，但是开心归开心，真正带起孩子来的时候，男人根本靠不住。这样说来，我还算是幸运的，找到了一个可以靠得住的老公。

坐完月子后，我第一件事情就是把衣柜里以前穿的衣服都拿出来，然后

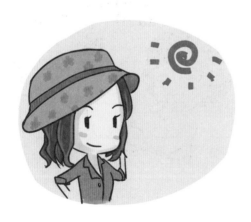

一件一件地试穿，结果每件衣服都能穿上，就是胸部比以前丰满了许多，让我看起来更有女人味了。双方老人为宝宝办了一个简单的满月酒，当天我穿着以前买的一件礼服，化着淡妆出席，大家都说："如果不是怀里抱着宝宝，根本看不出来我已经是当妈妈的人了。"这句话让我在睡梦中都笑醒了呢。

姐妹淘心语——妈咪辛苦啦！一定好好坐月子哦！

怀胎十月，一朝分娩。看到刚出生的宝宝，坚持了十个月的姐妹们除了喜悦以外，还要面对一个多月难熬的产褥期。虽说现在对女人生产完是否应该坐月子这个问题，众说纷纭，但是不得不承认的是，产褥期对女人而言很重要，是身体恢复的重要阶段。

刚生产完的姐妹们还会经历 2～3 天的宫缩疼痛，血性的恶露一般持续 3～4 天，随着子宫内膜的修复，子宫出血量逐渐减少，浆液增加，渐渐转变为浆性恶露。在刚生产完的一周内，皮肤的排泄功能十分旺盛，每天都会排出大量汗液，产妇此时一定要注意保暖，千万不要受了风寒。还有，产后两天，产妇的乳房是软软的，没有奶水，但无论是否感觉有奶，都要让宝宝吮吸乳头，以促进乳汁分泌。

坐月子期间饮食要以清淡为主。产后一周不宜大补，重在开胃，当产妇的胃口打开后，可以吃一些清淡的荤食及蔬菜。在生产过程中有会阴切口的姐妹们，需要在自解大便后，才能恢复日常的饮食。

产后 3～4 周，姐妹们的身体恢复得就差不多了，此时可以适当做些锻炼，但是依旧不宜久站，一旦感到疲劳，要及时休息。此时三餐已经恢复正常，切记不要过饮过食。晚上最好不要吃夜宵，因为到了晚上新陈代谢减慢，吃夜宵后，容易造成脂肪堆积，除非你不介意自己变成一个大胖子。

相比较自然生产的产妇，剖宫产的产妇恢复起来要慢一些。剖宫产后 6

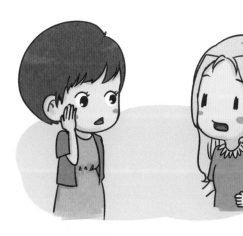

对孩子们来说，父母的注意和赞赏是最令他们高兴的。
——卡耐基

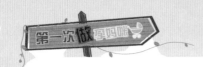

小时内禁食，目的是为了减轻肠内的胀气。剖宫产的产妇最好采取头偏向一侧平卧的姿势，建议不要枕枕头，一般还要在腹部放置一个沙袋，以减少腹部伤口渗血。6小时以后，可以吃一些流食，但避免吃那些会引起腹胀的食物。当麻药的药效过后，就应该进行一些轻微的肢体活动，以增加血液循环，使伤口快速恢复。

不管是顺产，还是剖宫产，产妇的身体内都容易发生水潴留，导致水肿，所以月子里要严格控制盐的摄入量，但并不是一点盐也不能吃。口渴也是月子期间产妇会遇到的问题，在此期间产妇喝水要遵循"少量多次慢喝"的原则，以免一次过量饮水给肠胃造成负担。

生化汤可以加速体内恶露的排出，调节子宫收缩，帮助子宫复旧等。生化汤一般是从生产后2~3天开始服用，自然生产者连续服用5~7帖，剖宫产可适当减少服用帖数。当恶露排干净后，就可以停止服用生化汤。另外，产妇有感冒、发烧、乳腺炎等症状时，也要停止服用生化汤。为了保险起见，姐妹们在服用生化汤前，可以先咨询医生的意见，如果医生说没问题，则可放心饮用。

十月胎教指南——冥想胎教

在一些孕妈妈的房间里，经常会看到墙上贴着一些漂亮可爱的小宝宝的照片，孕妈妈天天看这些照片，就会在心里描绘自己宝宝的样子。心理学上将这种现象称为"观摩法"，即事先为自己设立了一个形象，之后在心里不断地向这个形象靠近，最终自己会获得这个形象的特征。因此，孕妈妈在受到房间里可爱宝宝的形象刺激后，内心冥想自己宝宝的具体形象、性格、气质，越具体化、形象化越好，以"我的宝宝"就是这个样子的坚定信念传递给腹中的宝宝，还可以把自己的想法通过言语、动作的形式传递给宝宝。这些都会在潜移默化中影响腹中的小生命。在心理学领域，这也是对潜意识的开发，宝宝在腹中是能受到相应的影响的。

怀胎10个月的孕妈妈因为马上要临产了，内心肯定有些紧张，即便是先前的孕检结果说明骨盆条件适合自己生产，但是很多孕妈妈还会在"自己生"还是"剖宫产"之间犹豫。原因就是担心自己忍受不了顺产分娩时候的阵痛，因此想通过剖宫产避开这个疼痛，直接在麻醉中完成生产过程。

自然分娩比剖宫产好的种种理由，相信孕妈妈早已在相关的孕产书籍、医院的宣传中知晓了，但是生产阵痛仍会让年轻妈妈们恐惧不已。还有一些选择顺产的孕妈妈，在阵痛初期因忍受不住疼痛而要求选择剖宫产。

为了减少痛苦和恐惧，马上要临产的孕妈妈们应该多看一些关于生产过程的宣传片，多学习减少痛苦的生产动作、呼吸方式等。在学习这些技巧的过程中，孕妈妈的内心可以多次冥想真正生产时候的样子。有一个心理实验证明了心理意象中的练习和实际中的练习对最后的真正行为产生的效果相似，因为神经系统无法区分实际的经验和生动想象得出的结论，因而心理的意象便给我们提供了一个实践的机会，让我们可以通过冥想让自己练习"生宝宝"。

冥想除了以上的作用外，还可以调节孕妇的身心。孕妇在做瑜伽的时候可以做冥想练习。普通瑜伽的冥想是让练习者的思绪只停留在一点上，固定不动，以观察自我。而孕妇的冥想有所不同，孕妇进入冥想状态时，另一个自我在静静端详怀孕的你和你肚子里的宝宝。通过瑜伽的冥想排空杂念，孕妈妈可以获得智慧和宁静，使宝宝与你在心灵和身体上都得到平和，这才是怀孕期间的良好胎教和所要达到的和谐状态。

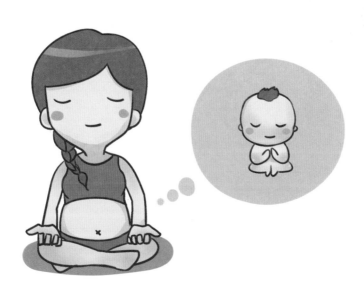

一个人如果使自己的母亲伤心，无论他的地位多么显赫，无论他多么有名，他都是一个卑劣的人。——亚米契斯